髋关节
翻修手术笔记
Notebook of Revision Total Hip Arthroplasty

主　编　周一新

副主编　郭盛杰　邵宏翊

编　者（以姓氏汉语拼音为序）

边　涛　陈　朗　邓　旺　冯　啸　顾建明

郭盛杰　黄　勇　马祝一　邵宏翊　宋　洋

唐　浩　王思远　杨德金　尹星华　张　亮

郑汉龙　周一新

编写秘书　郑汉龙

人民卫生出版社
·北　京·

图书在版编目（CIP）数据

髋关节翻修手术笔记 / 周一新主编 . —北京：人
民卫生出版社，2022.3
ISBN 978-7-117-32802-9

Ⅰ.①髋… Ⅱ.①周… Ⅲ.①髋关节置换术 Ⅳ.
①R687.4

中国版本图书馆 CIP 数据核字（2022）第 006930 号

人卫智网	www.ipmph.com	医学教育、学术、考试、健康，购书智慧智能综合服务平台
人卫官网	www.pmph.com	人卫官方资讯发布平台

髋关节翻修手术笔记

Kuanguanjie Fanxiu Shoushu Biji

主　　编：周一新

出版发行：人民卫生出版社（中继线 010-59780011）

地　　址：北京市朝阳区潘家园南里 19 号

邮　　编：100021

E - mail：pmph @ pmph.com

购书热线：010-59787592　010-59787584　010-65264830

印　　刷：北京顶佳世纪印刷有限公司

经　　销：新华书店

开　　本：889×1194　1/16　印张：14

字　　数：343 千字

版　　次：2022 年 3 月第 1 版

印　　次：2022 年 3 月第 1 次印刷

标准书号：ISBN 978-7-117-32802-9

定　　价：198.00 元

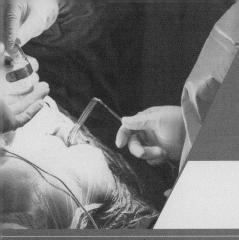

自 序

To see a world in a grain of sand, and a heaven in a wild flower.

——William Blake

一沙一世界，一花一天堂。

威廉·布莱克

  如若从第一份髋关节翻修笔记算起的话，此书的写作确实持续了十余年了。每次术毕坐在手术室角落，将术中所见与手术体会凝成纸上的片言只语的时候，每次坐在电脑前整理术中照片视频的时候，每次在读片灯前凝望 X 线片的时候，每次门诊随访患者看他们的步态与笑容的时候，心头脑海常常涌起一些莫名的冲动。这种冲动是什么？是走麦城后的痛定思痛，是一种新术式小试牛刀后的欣喜，还是百思不解后的顿悟？……或许，兼而有之吧。

  写作，自然就成了梳理历程、深化认识、凝练知识的不二之选。坦率讲，我并不知道一本铅字印刷面向读者的手术笔记应该是怎样的，但走笔至此，难免又生出了与同道分享的心愿，于是干脆采取以手术病例为主体，按髋关节置换术后失败机制为纲要编排章节，以夹叙夹议的形式，本色呈现我们在髋关节翻修术方面的实践与思考。

一、"手术笔记"记载了临床实践中的见识与感悟

  本书主要内容是髋关节翻修临床实践过程中的所见、所闻、所感、所思、所想的实录。一般来讲，从书本、期刊、会议以及外院同行个人交流所习得的内容并没有被纳入笔记。"所见、所闻、所感、所思、所想"各有所指，但它们都贯穿术前、术中、

术后(包括中远期的随访)。

所见指实践中看到的各种临床与影像学表现、术中大体和镜下病理表现、离子浓度、生物标记物等。

所闻指手术团队内部,包括外科、内科、烧伤整形、麻醉、病理、微生物、ICU、康复、护理等各专业同事就髋关节翻修病例发表的各种诊疗与对疾病本身认识的意见。

所感更多是术者在术后即刻对术中所见和手术过程的即时体验,常常是在摘下手套后马上在各种稿纸上随手写就的。

所思、所想看似是一回事,但对笔者而言有所区别,在此解释一下。所思,指思维的过程及一些小小的心得与阶段性的认识。所想则为笔者最珍爱的部分,在此书中专指在"所见、所闻、所感、所思"的基础上,可以上升到"思想"(thought)部分。例如:髋臼重建的"圈-点-柱(ring point column,RPC)"理论、股骨重建的有效固定长度理论和SMA(stability、mechanics、abductor,即稳定性、力学与外展肌)原则等。

二、"手术笔记"记载了对髋关节翻修术由感性认识深化到理性认识的过程

"圈-点-柱"髋臼重建理论的创立就是对既往各种重建方法背后原理的抽象与凝练。刚开始从事髋关节翻修工作的人无不对骨缺损(bone loss)充满敬畏,因而也鲜有人不将骨缺损的分型奉为圭臬。事实上,决定重建方式的却是半骨盆上尚存的骨质(bone left)。确认尚存骨质对臼杯的机械支撑强度,骨整合的活力才是真正重要的。

"圈-点-柱"理论回到了"第一性原理"(first principle),抛开了各种具体的缺损的外形与大小,而专注于臼杯结构(cup construct,包括半球形臼杯与各金属补块)的机械稳定与骨长入的能力。因而,"圈-点-柱"脱离了针对某种或某几种缺损类型的约束而具有指导髋臼重建的普适性。

读者将会在书中遇到诸多"概念性"(conceptual)的术语,这些"概念"中不乏是由我们创造或定义的。诸如:"有效固定长度"等概念化的术语,反映了术者在临床实践中,对观察到客观现象的认识、内化、抽象与凝练。

三、"手术笔记"记载了来自实践又高于实践地提出一系列创新性解决方案的过程

在"圈-点-柱"髋臼重建理论与股骨假体的"有效固定长度"理论的基础上,我们建立了"延伸固定"技术,设计了ABM髋关节翻修系列假体,为贯彻上述理论提供了可能。我们开展了多中心的临床研究,取得了令人鼓舞的疗效。

术中还展现了针对股骨残端与峡部严重受损股骨重建的"沉管技术"(受港珠澳大桥建设技术的启发而创立)和"峡部成型术"等新术式。

同样,"机器人辅助髋关节翻修术"这一章节中,首次披露了我们怎样拓展了Mako机器人的适应证,怎样建立翻修髋关节术中配准的方法与机器人翻修的手术流程。

"髋关节脱位"章节中,也介绍了我们如何应用解剖学、运动学与动力学参数,建立模型对各可行域进行寻优,建立患者特异性功能安全区的工作。

限于篇幅,在此不一一枚举创新工作了,但显然,这些工作都是髋关节翻修领域最前沿的工作。

四、"手术笔记"是集体智慧的结晶

大规模地开展髋关节翻修术是一项艰巨的工程。髋关节翻修的名字底下实在是一大群不同的手术。他们常常因不同的失败机制而施行,即使是同一失败机制,由于疾病的阶段不同,髋关节骨与软组织受损程度不同,翻修的方法也常常迥然不同。

手术时患者往往已是高龄,合并症频发且严重,并发症发生率高。倘若没有高度专业化的团队及合理高效的工作机制,大规模施行髋关节翻修术要么变成不可完成的任务,要么我们的手术室和病房将变成并发症的发源地(land of complications)。

髋关节翻修实践中常碰到前所未有的挑战,巨大的骨缺损使重建几乎变得不可能,还有金属离子病(不知如何确诊,也没有治疗的共识)、机制不明的复发性脱位……

凡此种种,如果没有手术团队间、相关各专业同事的信任与合作,如果伙伴之间没有传递着一种惺惺相惜、心气相通的好奇心与勇气,这本书将不可能呈现在读者的眼前,因为支撑这笔记的数百个病例将不复存在。

我真切希望本书对所有从事髋关节诊疗工作的同道有所帮助。在此,笔者并非宣称髋关节翻修乃髋关节重建领域的"绝顶武功",因为有些其他手术具有同等甚至更重大的实用及教育价值,但髋关节翻修所必需的各种心智活动、团队精神,各种显露与重建技术及相应植入物、植入工具的理解和应用,对所有从事髋关节外科的同道在战略与战术层面学习、理解、实践复杂髋关节手术都将是极好的教材。

写作此书的过程中,朋友们(坦率讲主要是同事、进修医师和一部分患者)给了我很多鼓励和帮助。他们认为笔记不同于教科书,可能更贴近临床实际、更利于交代思维的过程。我也认为秉笔直抒胸臆就行,应该比写一部学术著述容易,不料,甫一下笔才知道可没那么简单,千言万语涌在心头不知从何说起,结果执起笔又搁下,搁下又再执起,如此这般熬了许多年才成书。

书里的内容必定还存在不少缺点和错误,希望读者指正。表述形式的不足也在所难免,但此书至少代表了作者对髋关节翻修术的一份热忱。

北京积水潭医院　周一新

2022 年 1 月 1 日

Notebook of Revision Total Hip Arthroplasty

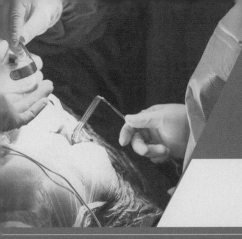

前　言

　　对外科临床医师而言,做手术笔记应该算是一个极好的习惯了。就像一位指挥千军万马的统帅,战役之前要制定详细计划,战役之后要进行战后总结,无论是在一场兵不血刃、酣畅淋漓的胜利之后,还是在浴血奋战许久仍心有余悸的硬仗之后,必做的一项功课就是让自己的心情平静下来,仔细地梳理这场战斗的得与失,如何优化流程,怎样减少代价。翻修手术亦是如此,一台手术下来,安静地思考一下,术前计划是否周到,手术流程是否合理,技术操作是否规范,手术的创伤是否已然控制到最小,最终还要问自己一个问题,"对这个患者而言,这是否已然是最好的结果? 如果让自己再重新做一遍这个手术的话,是否可以做得更好? "把这些所思所想以及问题的答案凝练出来,落实到笔头上,也就形成所谓的"手术笔记"了。认认真真地总结琢磨一台手术,远比漫不经心地做十台手术收获要大得多。

　　早些年,科里的老前辈们手把手教我们做手术的时候,虽说当时翻修手术并不多,但也不时会遇到一些骨缺损严重异常复杂的翻修手术,上级医师会带着我们亲临患者的床前详细询问患者的病史和诉求,示范如何查体,教我们如何设计手术入路,并且组织反复的术前讨论,分析之前假体失败的原因,详细地计划手术流程,应该准备哪些手术中可能会用到的工具、假体或者异体骨,制定术后的康复计划等,面面俱到,详尽至极。手术当中娴熟地显露、冷静地判断、规范地操作,尤其是特别注重对软组织的保护,尽可能减少手术给患者带来的创伤,给我们这些年轻人留下了深刻的印象。科室老前辈们这种对患者的人文关怀、严谨的治学态度以及对手术精益求精的追求是我们永远保持进步的坚实基础。

　　后来,复杂的髋关节翻修手术越来越多,并且随着理论知识的不断完善和技术水平的不断提高,我们逐渐地认识到,所谓"兵无常势,水无常形",原来翻修跟翻修之间还是有很大区别的。就失败的原因而言,可以是无菌性松动、感染、假体周围骨折、不稳定或者金属离子问题等,不同的失败原因意味着翻修的理念也不尽相同,本书正是基于这一点,按不同失败的机制进行病例的归类,旨在呈现不同类病例不尽相同的术前计划和治疗流程,针对每一个病例也都是按照实战的流程进行了陈述,包括术前计划、手术所见以及术后总结思考等,术者所获得的经验教训以及对一些操作技术的描述也都在术后总结思考中进行了呈现。此外,重建的理念也发生了很大变化,之前通常采用的结构植骨、打压植骨技术,由于存在手术耗时长、感染概率较大等原因,也逐渐地为目前金属垫块和微孔涂层臼杯的组合而进行的生物学重建方式所替代,股骨侧也引入了组配生物柄进行重建的理念。回顾十余年前,周一新主任带领我们这个团队刚开始接触这些新技术、新工具的时候,也经历了一个摸索熟悉的过程,周主任是个有心的人,每次做完翻修手术,他都会将一些心得体会记录下来,有关于技术方面的,也有关于手术流程方面的,而这些也正是本书得以成形的宝贵的原始资料了,病例积累多了,实践经验逐渐丰满,慢慢地总结出髋臼重建的 RPC 理论、股骨重建的有效固定长度理论和 SMA 原则等髋关节翻修方面的一些理论体系,以至于后期能够得以顺利地开展更为前沿和精准的工作(机器人辅助髋关节翻修手术)。所以说,本书能够面世,以及这些年我们在髋关节翻修理论和实践方面的进展,无不得益于周一新主任多年来辛勤的且富有创新性的工作。

实践提炼理论,理论指导实践,目前髋关节翻修手术的流程更加优化,手术时间大为缩短,手术效果明显改善。我们以手术笔记这种形式呈现给读者,在实战中穿插一些相关的理论,分享我们的一些思想,就是希望读者在阅读的时候就像我们面对面讨论病例一样,以一种轻松的心态享受翻修手术带来的愉悦。此外,尽管本书主要内容为髋关节翻修手术,但我们相信,通过对髋关节翻修手术不同失败机制的认识,也能在一定程度上提醒我们如何才能更好地进行初次髋关节置换。

感谢参与手术的所有团队成员,没有这些同事们的倾情帮助,顺利完成如此之多且复杂的翻修手术是不可能完成的任务。也感谢为本书的顺利出版付出过辛勤劳动的所有同事和朋友们,我们才有机会与广大同行们分享与切磋,共享工作乐趣。

诚然,本书在内容或形式上肯定难掩瑕疵,希望读者不吝珠玉,愿聆听指教。

北京积水潭医院　郭盛杰

2022 年 1 月 1 日

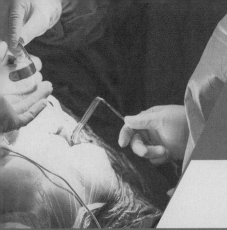

Notebook of Revision Total
Hip Arthroplasty

目　录

Notebook of Revision Total Hip Arthroplasty

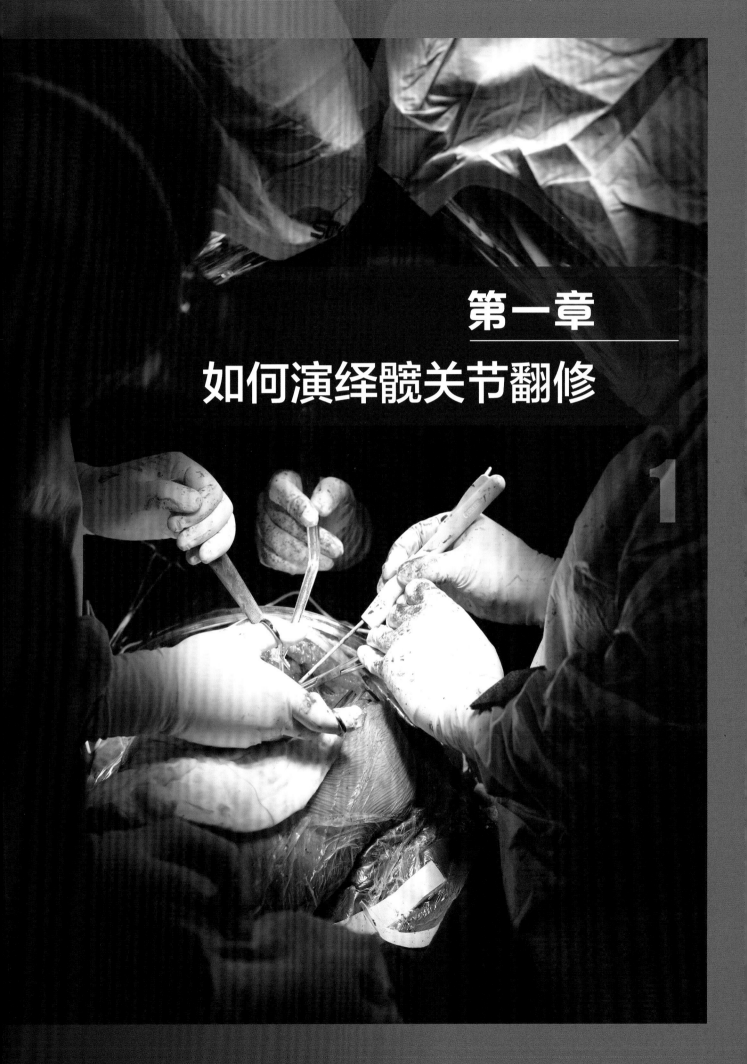

第一章

如何演绎髋关节翻修

1

1

髋关节翻修乃髋关节重建技术之集大成者。充满挑战，又极富魅力。我们团队坚持在该领域深耕十余年的动力，一方面源自好奇心与挑战的冲动，另一方面源自髋关节翻修呈现出的独特魅力。它曾带给我们如释重负后的轻松，有惊无险后的喜悦，突发奇想后的兴奋，恍然大悟后的舒畅，一览众山后的豁达。真所谓无限风光在险峰。

髋关节翻修是经典原则与创新技术的协奏。髋关节翻修首先遵循的是解剖学、运动学、生物力学、病理生理学、材料学等诸多方面的经典原则。神经血管定位及保护，关节稳定与安全活动范围的实现，假体应力分布与载荷优化，骨活性与骨整合潜力的考量，金属材料和生物材料的合理运用，无一例外要遵循那些经典原则。但髋关节翻修术经常会遭遇常规手术不常遭遇的意外挑战甚至危险，需要随机应变和即兴创新才能转危为安。例如，我们首创的Ⅵ型骨缺损的股骨重建技术——峡部成型与沉管技术，都是在遭遇极端病例后，无法以经典方法重建，不得不采用的创新术式。"汉儒解经，依经演绎；晋人则不然，舍经而自作文。"髋关节翻修，既要依经演绎，又要自作文章。

演绎髋关节翻修，是知识、技能与判断力的综合呈现。髋关节翻修的术前诊断，实际上是人工关节失败机制的梳理与验证。深度了解各种失败机制的危险因素、鉴别要点，各种诊断方法的效能，不同假体设计和不同手术方案的优劣，都依赖于对经典教科书知识、本领域文献的通读，以及在国际交流、交叉领域合作及科学研究中所获得的知识更新。假体取出、骨缺损重建、软组织平衡等基本技术的提高，来自对初次置换手术技术的解构和重组，来自千百次常规操作或创新操作后的思索与升华；而一些创新技术，则来自临床需求为牵引的创新研究。例如我们"医工企"联合研究产出的骨水泥取出超声刀、髋关节翻修机器人模块、ABM翻修系统以及临床上成功创立的沉管技术和峡部成型等一系列创新技术，均来自临床实际需求，在当时尚无适宜解决方案的条件下，自然而然形成的创新技术。由于翻修术受基本原则、手术创伤等框架的限制，我们需要在不断选择与取舍中实施手术。例如，何时选择大粗隆延长截骨，何时选择骨鞘劈裂（split）技术，何时选择"剔松拔"常规技术，是我们在取出固定良好的生物柄时，每次都面临的选择。正确果断的选择，可提高手术效率，避免并发症发生。我们通过实践和研究凝练了"圈 - 点 - 柱（ring point column，RPC）"髋臼重建策略，股骨侧有效固定长度重建理念，无疑更是对知识、技术合理运用的指导策略，是判断力提升的利器。

演绎髋关节翻修，体现幕后功夫是锤炼内外兼修的高水平队伍。髋关节翻修不宜孤军奋战，虽勇必不胜。髋关节翻修手术过程和围手术期管理中，均不能脱离团队协作。在术前诊断、评估与优化方面，我们建立了假体周围感染研究团队、风湿外科研究团队、金属离子病研究团队等一系列特色团队，开展髋关节翻修失败机制诊断与患者管理优化的临床管理工作和相关研究。临床和研究互相促进，既加深了我们对人工关节的认识,也实实在在解决了临床问题,提高了诊断精细程度和准确率,提高了手术安全性。我们在临床团队组成上,既有大量手术经验丰富的关节外科医生和手术室护士,更有相对固定的麻醉学专家、康复医学专家、药学专家、病理学专家、微生物学专家,还有院外支持的科研院所、实验室和产品工程师。没有队伍的髋关节翻修,不仅会面临捉襟见肘的实际临床困难,也会使术者疲于完成相关临床事务和应对诸多困难,容易产生职业倦怠,难以形成经验提升与科学数据积累。

髋关节翻修是"方"中"圆"的艺术,"方"是原则,"圆"是机变与妥协。我们在追求原则、追求最佳疗效的同时,要时刻警醒髋关节翻修可能导致的手术创伤,甚至是患者面临的生命危险。适时机变甚至是妥协,是控制手术创伤,减少并发症的可选策略。例如,我们在为高龄患者手术时,有时会选择保留固定良好且位置可接受的假体部件,或是保留原股骨水泥鞘用于 cement-in-cement 技术。形成关注患者整体状况、手术室整体环境、手术流程整体构架、手术团队的能力边界的习惯,控制手术节奏,是髋关节翻修术者必备的本领。基于思考,在方与圆中果敢决策,是对髋关节翻修术者的职业素养的特别要求。

本书以手术笔记的形式,呈献了我们在髋关节翻修领域的心路历程与收获,体现了我们对基本原则的尊重、对新技术的推崇与鼓励、对提升自身能力与团队能力的不懈追求,也不隐晦我们面临的困境与遗憾。髋关节翻修给了我们这种坦诚的自由!

（杨德金）

Notebook of Revision Total Hip Arthroplasty

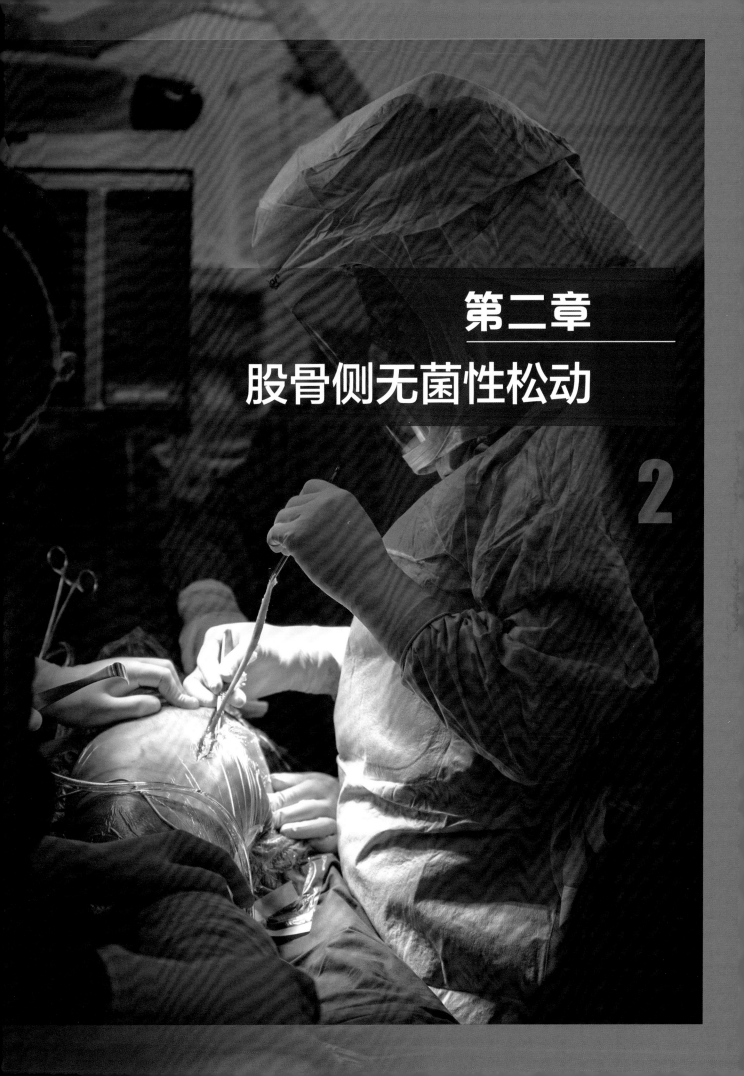

第二章

股骨侧无菌性松动

2

2

无菌性松动是人工全髋关节置换术后需要翻修的主要原因之一。研究发现,美国人工全髋关节翻修术最常见的适应证包括髋关节不稳定(22.5%)、机械松动(19.7%)、感染(14.8%)。北京积水潭医院矫形骨科2010年12月—2015年12月共397例人工全髋关节翻修术的统计数据显示人工全髋关节翻修术最常见的适应证为无菌性松动(70.3%)、骨溶解(14.9%)、感染(13.9%)。

如果假体表面与宿主骨之间无法实现良好的骨整合(生物型假体),或者骨水泥与宿主骨之间失去了良好的交锁(骨水泥型假体),即可能会发生所谓的无菌性松动。而这与手术医生的经验、技术水平以及选用了历史随访记录不良的假体有很大关系。

由于松动或磨损导致的严重骨溶解、应力遮挡、多次手术史、骨质疏松、取出原假体或残留骨水泥时造成医源性骨缺损等原因,人工全髋关节翻修术中髋臼侧和股骨侧往往会面临各种程度的骨缺损或重塑的畸形(通常在股骨侧),翻修重建的难点即在于此。人工全髋关节翻修手术的主要目的是获得假体的稳固固定、髋关节的稳定和恢复髋关节的生物力学,最终的目的是获得长期的假体生存率。

股骨侧的评估有二,一是骨缺损的严重程度;二是有无重塑的畸形,比如内翻或者后倾重塑。很多学者都提出了人工全髋关节翻修术中股骨侧骨缺损的分型系统,我们通常参考Paprosky分型。其中Ⅳ型股骨骨缺损尤其难以处理,因其失去峡部骨质的支撑,对于如何获得翻修假体的初始稳定性是个很大的挑战。股骨侧Paprosky分型见图2-0-1。

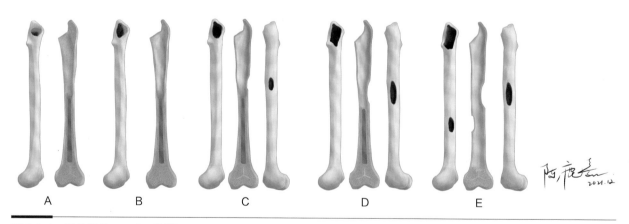

图2-0-1　股骨侧 Paprosky 分型

A. Ⅰ型股骨骨缺损—股骨干骺端轻微的松质骨缺损,骨干皮质骨完整;B. Ⅱ型股骨骨缺损—股骨干骺端广泛的松质骨缺损,骨干皮质骨完整;C. ⅢA 股骨骨缺损—股骨干骺端严重破坏,无支撑能力,但是骨干有超过4cm的完整皮质骨来提供足够的远端稳定固定;D. ⅢB 型股骨骨缺损—股骨干骺端严重破坏,无支撑能力,而且骨干只有不到4cm的完整皮质骨来提供远端固定;E. Ⅳ型股骨骨缺损—股骨干骺端和骨干均严重破坏,而且股骨髓腔扩大,骨干峡部无支撑能力。

2

股骨侧骨缺损重建策略是基于骨缺损的严重程度、剩余骨量和质量及解剖重塑变化情况而确定的。股骨侧重建要获得以下 3 个目标：①假体的初始稳定性（stability）；②髋关节生物力学的恢复（mechanics）；③外展装置的重建（abductor）。

关于人工全髋关节翻修术的股骨侧重建有很多种方法，包括水泥柄固定、近端多孔涂层的非水泥柄固定、近端多孔涂层的组配式非水泥柄固定、广泛多孔涂层远端固定的圆柱形钴铬钼柄、组配或者非组配的远端固定锥形带脊钛合金柄、打压植骨、异体骨假体复合物和近端股骨置换。我们用得比较多的是组配型远端固定锥形钛合金柄，该类型的翻修柄在重建髋关节生物力学、调整肢体长度以及抗假体下沉等方面有一定的优势，长期随访结果也令人满意。

对术者挑战最大的仍然是 Paprosky Ⅳ 型等严重骨缺损的情况，我们为此总结了两种技术方法即峡部成型技术和沉管技术，以供参考，详见附录 3。

（郭盛杰　周一新）

参考文献

［1］BOZIC K J, KURTZ S M, LAU E, et al. The epidemiology of revision total hip arthroplasty in the United States [J]. J Bone Joint Surg Am, 2009, 91 (1): 128-133.

［2］CLOHISY J C, CALVERT G, TULL F, et al. Reasons for revision hip surgery: a retrospective review [J]. Clin Orthop Relat Res, 2004, 429: 188-192.

［3］PAPROSKY W G, ARIBINDI R. Hip replacement: treatment of femoral bone loss using distal bypass fixation [J]. Instr Course Lect, 2000, 49: 119-130.

［4］HUANG Y, SHAO H, ZHOU Y, et al. Femoral Bone Remodeling in Revision Total Hip Arthroplasty with Use of Modular Compared with Monoblock Tapered Fluted Titanium Stems: The Role of Stem Length and Stiffness [J]. J Bone Joint Surg Am, 2019, 101 (6): 531-538.

［5］YONG HUANG, YIXIN ZHOU, HONGYI SHAO, et al. What Is the Difference Between Modular and Nonmodular Tapered Fluted Titanium Stems in Revision Total Hip Arthroplasty [J]. J Arthroplasty, 2017 (32): 3108-3113.

［6］顾建明, 黄勇, 杜辉, 等. 重建组配股骨假体在髋关节翻修术中的应用 [J]. 中华骨科杂志, 2017, 37 (23): 1458-1465.

病例 1

一、病例摘要

【病史】女性，74 岁，患者于 2 年前因摔伤导致左髋股骨粗隆间骨折。伤后行骨折切开复位钢板内固定术，术后复查发现左股骨粗隆间骨折术后，内固定失效。1 年余前在外院行人工髋关节置换术。3 个月余前出现左髋疼痛和活动受限。

2

【查体】跛行步态,左髋关节可见切口瘢痕,无关节红肿及窦道,皮温不高,左髋关节腹股沟区、臀区、大粗隆区、大腿近端压痛(+),纵向叩击痛(+),明显活动受限,左侧"4"字征(+),左侧 Thomas 征(+),左侧 Trendelenburg 征(+)。

【实验室检查】血常规、红细胞沉降率(erythrocyte sedimentation rate,ESR)、C 反应蛋白(C-reactive protein,CRP)均无明显异常。

【影像学资料】第一次股骨近端钢板内固定术后失效片和初次全髋关节置换(total hip arthroplasty,THA)术后即刻片见图 2-1-1,翻修术前正侧位 X 线片见图 2-1-2。

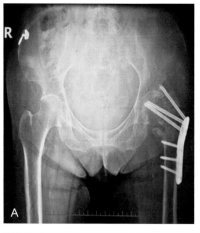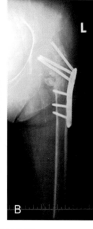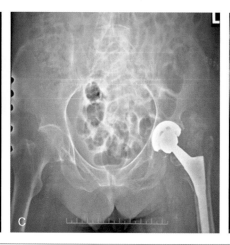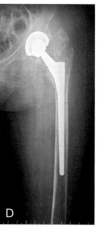

图 2-1-1　第一次股骨近端钢板内固定术后失效片(A、B)和初次 THA 术后即刻片(C、D)

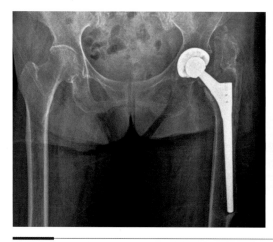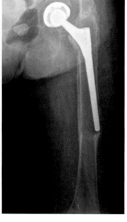

图 2-1-2　翻修术前正侧位 X 线片

二、病例分析与手术计划

1. 患者 THA 术后股骨柄松动下沉原因　初次置换时 Wagner 柄的尺寸选小了(undersize),这种一体式的股骨柄难以实现远近端同时卡住,若远端固定良好,近端不一定同时能获得良好固定。

2. 股骨髓腔因素　患者股骨远端完整峡部长度较短,有效固定长度不足,髓腔宽大,股骨柄在髓腔内可能难以获得足够的稳定性,需要行髓腔缩容式截骨,减少髓腔直径。

三、术前计划

1. 计划选择大粗隆延长截骨(extended trochanteric osteotomy,ETO),原因如下:

(1)外侧皮质畸形,ETO可以处理畸形,重塑髓腔,是一种髓腔缩容式截骨(Shrinking osteotomy),形成人造的股骨峡部,也可以称为一种峡部成型术。

(2)如果不做ETO,大粗隆挡住髓腔入点及手术入路,难以取出假体。要把非水泥柄放进髓腔,必须把髓腔进行仔细清理;如果不做ETO,对这种骨质疏松的患者大刀阔斧磋磨,因为股骨骨质比较差,髓腔锉磨过程中可能穿孔,术中扭转骨折风险比较高。

(3)没有ETO,假体很可能内翻植入,难以获得良好的固定,可能没有机会再翻修。

(4)ETO之后,能看到髓腔,获得更好的视野(visibility),更好地清除髓腔内假膜等软组织,更好地处理髓腔硬化骨直到新鲜渗血的骨床,使骨床新鲜化,有利于股骨柄的骨长入,甚至部分术后患者随访时可见骨量的增加。

2. 采用组配远端固定锥形带脊钛柄,远端需要备粗柄。

3. 术中行ETO后,将截骨块贴合到近端股骨柄肩上,有利于假体的近端骨长入,增加股骨柄近端的长期固定。

四、手术情况

术中按术前设计行大粗隆延长截骨(ETO),见骨皮质菲薄,骨质差,股骨柄已经松动,顺利取出。ETO远端预环扎钛缆一根,植入远端为195mm×23mm的锥形带脊钛柄,近端31mm+10mm,将ETO骨片捆绑复位,缩小髓腔直径。

五、术后转归

术后即刻X线片见图2-1-3。

六、总结思考

患者骨质条件很差,对丁这样骨质疏松的患者,抗骨质疏松药物治疗会怎样? 用何种调整骨代谢的药物? 如果用,需要什么时候用?

在早期形成假体骨长入的时候,给予抑制骨转换的药物可能不合适;如果经济条件好,特立帕肽也许是个好的选择。如果有更好的药物增加患者的骨量,避免将来的假体周围骨折,当然是极好的。

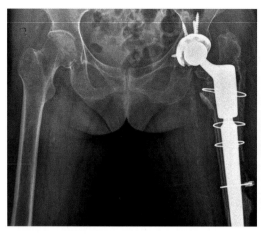
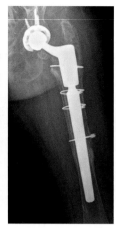
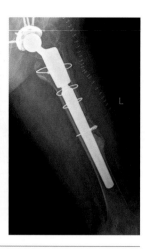

图 2-1-3 术后即刻 X 线片

（黄 勇 郭盛杰）

病例 2

一、病例摘要

【病史】女,45 岁,患者 25 年前因左股骨骨肉瘤,于当地医院行"骨肉瘤切除＋人工髋关节置换术(左)",22 年前骨肉瘤复发,再次行"骨肉瘤切除术"。14 年前因假体松动于外院行"髋关节假体翻修术(左)",术后恢复良好。近 2 年来,患者左下肢逐渐短缩,跛行,伴髋膝部不适,病情逐渐加重,近日就诊我院,完善检查,诊断为:髋关节翻修术后假体松动(左),建议手术治疗,收住院。既往体健。

【查体】扶拐步入病房。骨盆向左倾斜,左下肢明显肌肉萎缩,短缩、外旋,膝关节外翻,较右下肢短缩 3cm,双髋部未见红肿及色素沉着,左髋部可见多处手术切口瘢痕,愈合良好,无红肿。左侧臀区及大腿近端压痛(±),纵向叩击痛(±),左髋关节活动可,右髋关节活动好,双膝、踝关节及各趾活动正常。左髋关节活动度:前屈 80°,后伸 5°,外展 15°,内收 0°,内旋 10°,外旋 10°。

【实验室检查】血常规、CRP、ESR 正常。

【影像学资料】术前 X 线片见图 2-2-1。

二、术前计划

1. 阅片讲解 这是一个近端肿瘤髋关节假体,股骨柄明显松动,假体下沉并向内侧移位,远端峡部消失。股骨内髁穿透。髋臼内侧似乎没有松动,髋臼假体存在偏心性磨损;大粗隆消失。

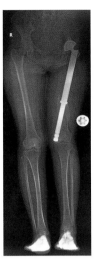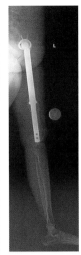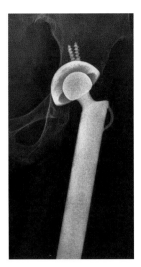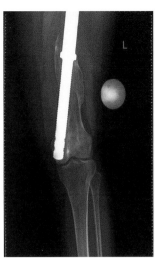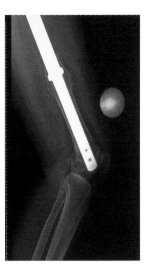

图 2-2-1　术前 X 线片

2. 重建策略　首先排除感染。本病例最大难点在于考虑股骨柄如何固定,是选择肿瘤假体重建,还是单体柄(monoblock)、组配柄或是 ABM 系统? 对大部分术者而言,可能首先考虑做全股骨置换。

诚然,全股骨置换的好处是回避了股骨侧固定的问题,远端铰链膝关节固定在胫骨上,所有应力集中在胫骨 - 假体平面,没有交叉韧带侧副韧带和关节囊的分散,股骨髁在人造膝关节平台上负重,集中在股骨髁上或者铰链上。而且患者比较年轻,不想做全股骨置换,保留膝关节愿望强烈。另外有大量文献报道,水泥型肿瘤假体翻修有较高并发症及失败率。因此,无论从固定、年限还是功能,肿瘤都是个糟糕的选择,此病例应尽量避免。

但随之带来的问题是,如果不做全股骨置换,假体的初始稳定性哪里来? 髓腔上小下大,组配柄可以调整下肢长度,但是仍无法完成固定。而如果选用水泥型假体,更无法实现,因为需要完整的袖套、骨松质与骨水泥形成交锁。没有皮质袖套,骨水泥无法加压渗透进骨小梁,失败率很高。

所以,究竟应该采取何种固定方式? 对笔者而言,最希望是非水泥的固定方式,通过骨整合实现远期稳定性。即使骨水泥可以在短时间内固定,但袖套承受较大扭力,容易松动。单纯骨水泥 / 非水泥在本病例身上都行不通。笔者曾观看《港珠澳大桥》纪录片,大桥水下的部分采用"沉管技术",将隧道预制件沉到海里,再进行连接。对此病例而言,是否可以采用多孔金属预制件,压配到髓腔,通过多孔金属骨整合来固定远端,用骨水泥来固定假体柄呢? 这种固定方式从远期角度讲,可以看做一个多孔表面骨整合的异形人工髋关节。笔者团队在术前为患者 3D 打印股骨远端模型,见图 2-2-2。

三、手术过程及术中所见

1. 显露及取出假体　采用后外侧入路长约 25cm,切开髂胫束和阔筋膜张肌交界部并牵开,见瘢痕组织粘连严重,松解瘢痕,沿臀中肌后缘,逐层切开显露股骨柄近端及髋关节,脱出股骨头并取下,见股骨柄松动明显,可旋转及纵向抽动,髋臼内衬轻度磨损,髋臼假体轻度后倾,无明显松动,取出髋臼内衬,拧出螺钉并完整取出髋臼假体。

2

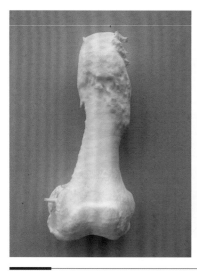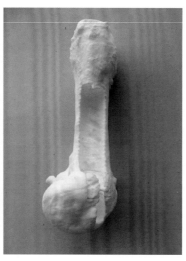

图 2-2-2 术前 3D 打印股骨远端模型

取大腿远端前外侧切口长约 15cm，逐层切开，见近端骨萎缩，骨质菲薄，中远段内侧至股骨内侧髁处骨质缺损，股骨假体外露，切除股骨假体周围瘢痕，完整取出股骨柄，见内侧髁处骨质呈腔洞样缺损，延长切口至膝关节前正中，切开皮肤、皮下约 20cm，髌旁内侧入路切开关节囊，向外侧脱位管骨，屈髋，显露股骨髁，见软骨完整，内侧髁软骨局灶性色泽暗淡，清理髓腔内肉芽组织，冲洗髓腔。

2. 髋臼准备及假体安放 将髋臼锉置于外展 40° 前倾 10° 位，选用 56mm 直径 TM 臼假体打入。

3. 股骨准备及假体安放 显露股骨残端（图 2-2-3），修整近端骨质，预绑钛缆 1 根，防止骨劈裂，于内侧髁骨缺损处开适宜大小骨窗，于髁间窝处向髓腔开约 8mm 骨通道，以便置入力线杆及辅助工具，修整髓腔，内侧髁骨缺损处植入人工骨，并植入混合抗生素，经开窗处并经骨通道辅助工具辅助向髓腔内置入多个骨小梁金属块，股骨内侧骨缺损处放置金属骨小梁补片，以 2 根钛缆捆绑加固，股骨近端置入锥形填充块。置入股骨假体试模，调整长度及软组织张力，髓腔内注入骨水泥，打入 RM 组配股骨柄，使股骨保持轻度外翻位，以减轻内侧髁负重，避免内侧髁骨缺损处塌陷，并调整前倾角于 15° 位，安放 36mm 陶瓷股骨头，复位髋关节，以不可吸收缝合线将臀中肌固定于股骨柄近端，测试髋关节松紧度和活动度合适，位置满意。

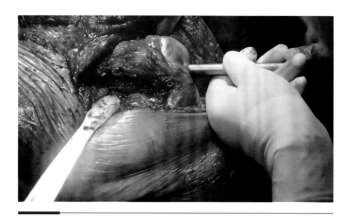

图 2-2-3 术中见股骨远端内侧髁缺损

四、术后情况以及转归

临床功能：患侧髋关节完全无痛，扶手杖可行走。

术后 1 个月 X 线片见图 2-2-4。术后 1 个月断层造影见图 2-2-5。

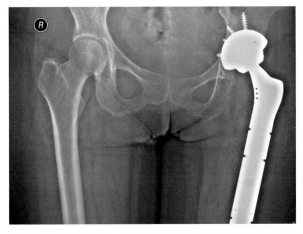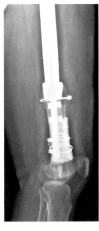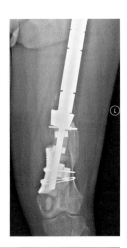

图 2-2-4 术后 1 个月 X 线片

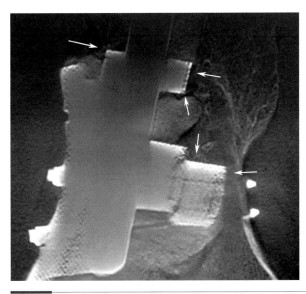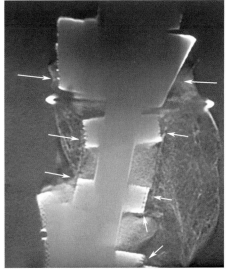

图 2-2-5 术后 1 个月断层造影

五、总结思考

本病例采用膝关节翻修的 cone 技术进行残余股骨与假体界面的骨缺损填充，防止肿瘤假体下沉；远端采用 3D 打印的"指环"使假体柄穿入，防止旋转不稳定及侧方应力集中。二者结合在一起，实现假体柄的生物稳定性。钛合金的圈在髓腔内要有好的压配；即使没有很好的压配，骨水泥固定后也可以提供良好的旋转稳定性及垂直稳定性。但术者还是要尽量追求压配的稳定性。在定制远端"指环"的过程中，需要请厂家多做几个型号，以达到此效果（图2-2-6）。

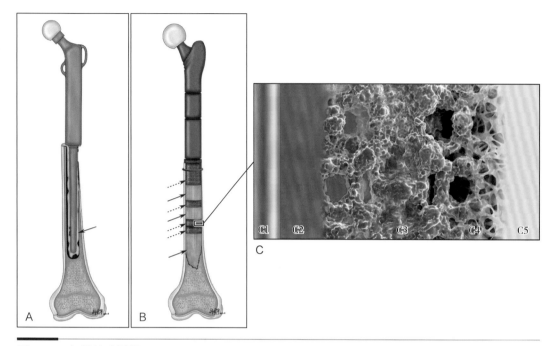

图2-2-6 沉管技术图解
A. Ⅳ型骨缺损股骨髓腔硬化，缺乏骨松质骨小梁，无法获得骨水泥交锁固定；B. 3D打印制作的具有骨长入潜能的多孔钛合金金属圈；C. 沉管技术界面示意图；C1，假体柄；C2，骨水泥；C3，多孔金属圈；C4，金属圈与骨皮质界面；C5，骨皮质。

如果在远端造成压配，股骨内侧窗正好有远端假体柄穿透，从股骨髁间开个合适大小的洞，使用定制持器和Reamer，逆行扩髓，从侧方把环放进去。四个环应该连成一条线，3D打印外侧补片作为"铠甲"，把骨窗封上后，柄从近端向远端入。

在此操作过程中，股骨柄只穿到了最近端的两个圈，而远端两个圈则未能插进去。但在随访过程中，笔者发现，cone在骨头上发生了很好的骨整合，近端两个圈都有长入，远端的圈在髓腔中都有适当的充填。cone周围及近端的圈都有良好骨整合，骨水泥周围没有进行性延伸的透亮线。另外，股骨内侧髁使用了人工骨，骨量得到一定恢复。3D打印的补片与骨皮质整合良好。假体略显外翻，一定程度保护了股骨内侧。该患者术后髋关节完全无痛，可以手杖行走，临床疗效满意。

对本病例而言，术者当然也可以选择非水泥假体固定，但未见得有良好的骨整合。本病例的固定方式，可以看作髓腔内的骨松质重建，因为远端定制了金属骨松质，提供了交锁的可能性；也可以看作异形的髋关节非水泥柄，使用骨水泥把多孔金属表面固定到柄的表面；也可以认为是混合固定，通过骨水泥实现初始稳定性，通过远端的圈实现远期稳定性。总之，这种固定方式至少可以作为纯粹水泥/非水泥柄的补充，使得翻修手术变简单很多。

在此病例之后，笔者团队陆续完成多例类似的肿瘤假体翻修，均采用沉管技术，取得较好的近期疗效（图2-2-7、图2-2-8）。

2

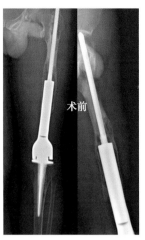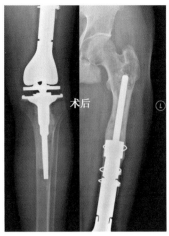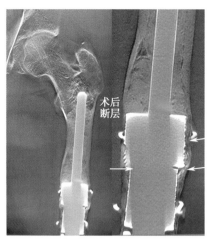

图 2-2-7 沉管技术翻修后 X 线片展示（一）

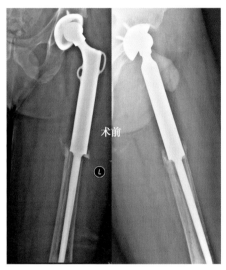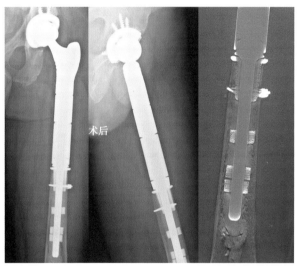

图 2-2-8 沉管技术翻修后 X 线片展示（二）

　　笔者认为,从短期随访角度考虑,沉管技术一定程度上能解决肿瘤假体翻修问题,但这种固定效果尚需更大样本量、更长的随访来验证。

（郑汉龙　周一新）

病例 3

一、病例摘要

【病史】女,51 岁,患者 35 年前无明显诱因出现右髋关节疼痛,与活动相关,休息可缓解,有夜间痛,有活动受限,当地诊断"股骨头骨髓炎(右)",行股骨头切除术(右)。2001 年于外院行右髋关节置换治疗。术后恢复好,4 个月后再次出现疼痛加重,伴活动受限,下蹲、上下楼困难,步行小于 200m。我院穿刺后诊断为右髋关节置换术后假体周围感染,行右髋间隔物植入术,间隔物术后 4 个月,考虑感染已控制,为进一步诊治门诊收入。

【查体】跛行入病房,骨盆向右倾斜,右髋关节无畸形,未见关节红肿,右髋关节大粗隆区压痛(+),纵向叩击痛(+),轻度活动受限。右侧"4"字征(+),右侧 Thomas 征(+),右侧 Trendelenburg 征(+),Allis 征(+),右侧 Ober 征(−),双下肢未见水肿,无感觉减退,双侧足背动脉搏动可触及。

【实验室检查】CRP 2.02mg/L;ESR 7mm/h,血常规未见明显异常。

【影像学资料】间隔物术前 X 线片见图 2-3-1。二期翻修前 X 线片见图 2-3-2。

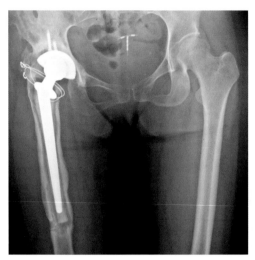
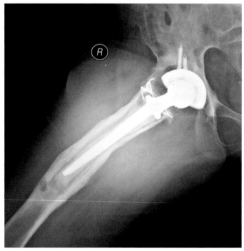

图 2-3-1　间隔物术前 X 线片

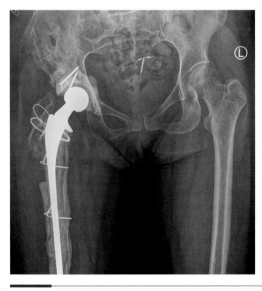
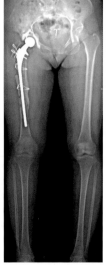

图 2-3-2　二期翻修前 X 线片

2

二、病例分析

1. 根据患者病史,诊断明确 人工髋关节间隔物术后,目前考虑感染已控制,拟行二期翻修术。

2. X 线平片显示

(1)髋臼侧上方存在一定程度的骨缺损,髋臼前后柱、耻骨支、坐骨支相对完好。

(2)股骨侧骨缺损明显,尤其在外侧骨皮质连续性中断,同时值得注意的是,股骨峡部基本缺失,钢丝临时固定大粗隆。

三、术前计划

1. 髋臼侧重建 从三点固定的理论来看,髋臼侧的重建并不复杂,后下和前下的点仍可以提供足够的支撑,利用金属垫块重建上方的点即可。

2. 股骨侧重建 考虑到股骨侧峡部基本缺失,股骨丧失了对假体形成远端固定的能力。因此,我们设计了新的术式以重建股骨的峡部,称为"峡部成形术"。通过在股骨远端 U 形截骨,形成舌状骨板,通过钢缆将定制化的峡部成型钢板捆绑固定,峡部成形钢板内侧特殊的斜坡挤压舌状骨板,向内缩小髓腔直径,从而重建近端相对大,远端相对小的新的"峡部",以对股骨柄远端形成固定。

3. 大粗隆处骨质欠佳,术中截开取骨水泥后,需准备大粗隆爪板复位大粗隆。

四、手术情况

1. 为了彻底地取出骨水泥,尽可能地保留骨量,行大粗隆截骨,取出骨水泥及股骨假体间隔物。

2. 峡部成形。根据术前计划,将切口朝远端延长,显露股骨远端,以超声刀在股骨远端行 U 形截骨,爱康 B 号股骨远端峡部成形系统,以 2 枚钢缆固定。逐号扩髓后使用髓腔锉磨锉股骨髓腔至 17 号,压配满意,术中拍片,位置满意。

股骨远端 U 形截骨见图 2-3-3。

3. 显露髋臼,取出间隔物及骨水泥。髋臼锉由小至大磨锉髋臼至 56mm 大小,见后上方骨缺损,应用金属垫块 54/15,并以 2 枚螺钉固定。冲洗伤口,植入 56mm 非骨水泥型 Tritanium 多孔髋臼假体,压配良好,外倾角 42°,前倾角 16°。3 枚螺钉辅助固定。

4. 冲洗股骨髓腔,植入 RM 195/17 远端及 21+0 近端 body。扭转试验阴性。植入相应聚乙烯内衬,安装 36+0mm 陶瓷(粉)股骨头假体。近端大粗隆处以大粗隆钢板固定,并用钢缆固定。

术中股骨远端峡部成形系统见图 2-3-4。

术中透视确定股骨远端与峡部成形钢板具有良好的贴合,见图 2-3-5。

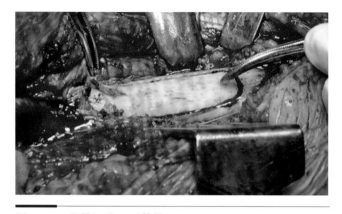

图 2-3-3 股骨远端 U 形截骨

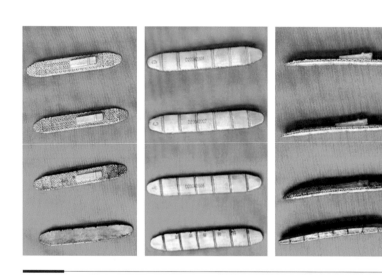

图 2-3-4 术中股骨远端峡部成形系统

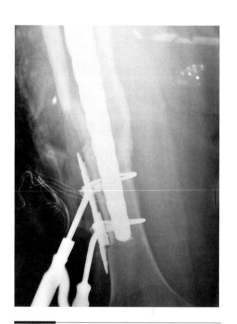

图 2-3-5 术中透视确定股骨远端与峡部成形钢板贴合良好

五、术后情况及转归

1. 嘱患者术后 2 周挂拐下地,6 周部分负重,3 个月完全负重。

2. 术后影像学随访

(1)术后即刻正位片:可见前皮质有裂缝,见图 2-3-6。

(2)术后 3 个月随访:前皮质裂隙已愈合,见图 2-3-7。

(3)术后 6 个月随访:台阶愈合良好,远端锥与峡部有良好贴合,柄无明显下沉,见图 2-3-8。

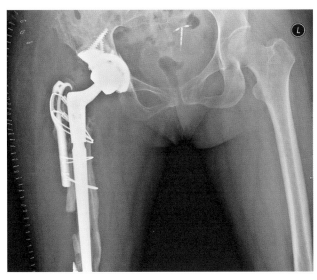
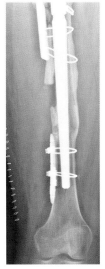

图 2-3-6 术后即刻正位片

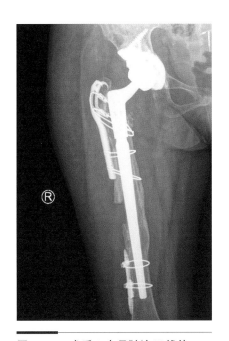

图 2-3-7 术后 3 个月随访 X 线片

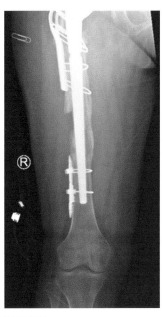
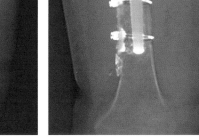

图 2-3-8 术后 6 个月随访 X 线片

六、总结思考

1. 翻修重建的思路 毫无疑问,这是一个复杂的髋关节翻修病例,其主要难点在于股骨侧的重建。需要强调的是,对于一个复杂的髋关节翻修病例,为了避免进一步失败,同时保证手术流程的顺畅和安全,术者一定需要有一个清晰的思路。术者认为有以下两点需要强调:①对于股骨侧如此复杂的病例,髋臼的重建需要做到快速和简便,将更多的手术时间给到股骨侧。②考虑到这是一个二期翻修术的病例,患者多次的手术病史和目前大粗隆的现状,髋臼的旋转中心和角度,在髋臼侧重建上非但不能做过多的妥协,相反,应该尽可能地做到最优,将有可能妥协的空间留给股骨侧。而如何尽可能地做到髋臼侧的最优结果,术者的建议是采用机器人进行术前设计,术中控制旋转中心和入口平面。正如我们所提出的髋臼重建的RPC理论一样,"Forget bone loss, find bone left and let augment do the rest(忘掉骨缺损,寻找剩余骨,剩下的交给金属垫块)",机器人联合RPC技术可以使得髋臼侧的重建尽可能地做到最优。

2. 股骨侧重建的SMA原则 针对股骨侧的重建,需要遵循股骨侧重建的SMA(stability、mechanics、abductor,即稳定性、力学与外展肌)原则。SMA中stability指的是良好的初始稳定性,优化的髋生物力学(如下肢长度,股骨前倾角,偏心距等),最后是大粗隆及外展装置的处理。SMA原则将有助于术者理清重建的思路,选择合适的假体并获得满意的术后疗效。

3. 股骨侧重建的主要选择 对于复杂的股骨侧重建病例,要求术者对于常见的股骨侧翻修假体的优缺点和使用技巧清晰的辨析能力。一般而言,不管是选择柱状柄、锥状柄,或者肿瘤型假体,但总体而言,非水泥型的柄固定效果相对不可预测,而水泥型的假体,其远期固定效果则欠佳。综合考虑,在本病例中,我们选择了非水泥的组配式锥形带棘柄,柄的远端在常规病例中可以保证较好的初始稳定性和远期固定效果,而考虑到该病例中股骨远端峡部已基本无法提供固定,因此我们设计了峡部成形术,重建峡部,以获得良好的初始稳定性,同时也具有更好远期固定效果。需要指出的是,本病例中所使用的峡部成形术,并不是常规的处理方式。

4. 峡部成形术 是指通过在股骨远端U形截骨,形成舌状骨板,通过钢缆将峡部成形钢板捆绑固定,峡部成形钢板内侧特殊的斜坡挤压舌状骨板,向内缩小髓腔直径,从而重建近端相对大,远端相对小的新"峡部",以对股骨柄远端形成固定。作为股骨侧重建的一种特殊手术方式,峡部成形术是重建初始稳定性的一种选择,对于绝大部分髋关节翻修的患者而言并不需要,只适用于当股骨柄试模植入过程中,柄因为缺乏足够的远端固定,而持续性地向远端下沉的患者(见附属病例)。当然,峡部成形术可能会带来骨折的风险,而用超声工具切成了一个弧形的舌状骨瓣,可以在一定程度上降低骨折风险。

(邓 旺 郭盛杰)

【附属病例】

58岁女性,33年前车祸后双髋关节骨折行关节置换术,25年前右髋关节翻修术,12年前假体周围骨折行钢板固定。

术前影像学:见图2-3-9。

术中组配柄假体安放后,股骨柄出现了持续性的向远端下沉,原有近端body已无法提供良好的软组织稳定性因而不得不废弃,因此术中,我们不得已选择了峡部成形术。术中透视图见图2-3-10,不得已废弃的近端body假体见图2-3-11。

术中更换为峡部成形术,获得满意初始稳定性,见图2-3-12。

术后影像学检查见图2-3-13(髋关节正位及股骨远端正位)。

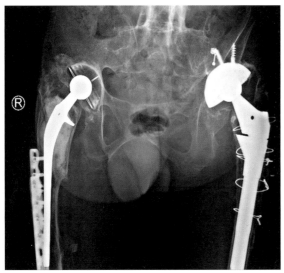
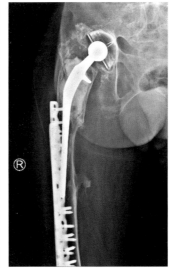

图 2-3-9 术前 X 线片

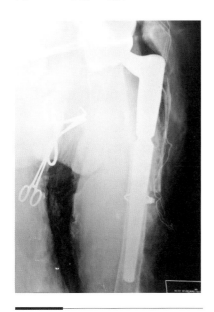

图 2-3-10 术中透视所见

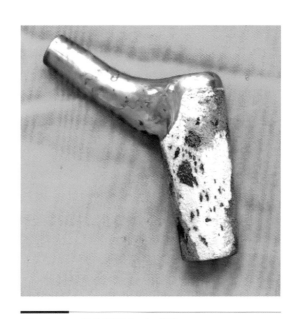

图 2-3-11 废弃近端 body 假体

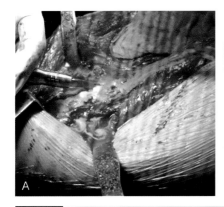
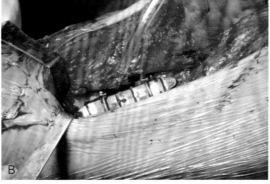

图 2-3-12 术中所见
A. 超声骨刀 U 形截骨;B. 峡部成形钢板捆扎。

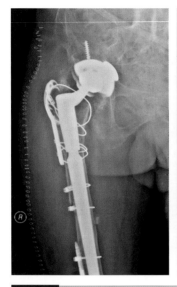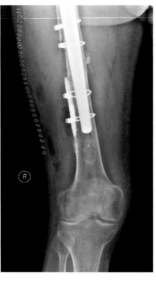

图 2-3-13 髋关节正位及股骨远端正位 X 线片

病例 4

一、病例摘要

【病史】女性,76 岁,因"右髋关节置换术后 13 年,右髋疼痛伴活动受限半年"入院。患者 14 年前因右侧股骨近端骨折在当地医院行切开复位内固定治疗,术后 1 年骨折端未愈合,后行"右髋关节置换术",术后恢复良好。患者半年前出现右髋疼痛,翻身及下床行走时疼痛明显,伴活动受限,症状逐渐进展,严重影响走路及日常生活,门诊考虑"人工髋关节置换术后假体松动(右)"。既往体健。

【查体】轮椅推入病房,骨盆无倾斜,右股骨近端及髋后外侧可见两处陈旧手术切口瘢痕,右髋关节无明显畸形,未见关节红肿,右髋关节腹股沟区、臀区、大粗隆区、大腿近端压痛(+),纵向叩击痛(+),严重活动受限。右侧"4"字征(+),右侧 Thomas 征(+),右侧下肢较左侧短缩 1.0cm。右侧髋周肌力无明显减退。双下肢未见水肿,无感觉减退,双侧足背动脉搏动可触及。

【实验室检查】血常规、ESR、C 反应蛋白均无明显异常。

【影像学资料】术前 X 线片见图 2-4-1。术前断层造影见图 2-4-2。

二、病例分析

1. 综合术前检查基本排除感染。

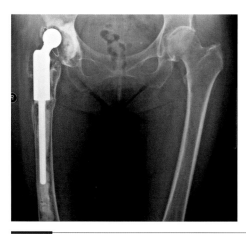
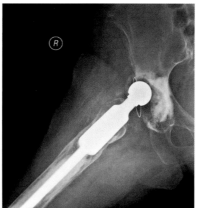
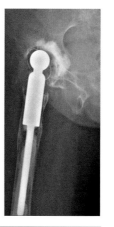

图 2-4-1　术前 X 线片

2. X 线平片及断层显示

（1）髋臼侧：这是一个水泥重建的髋臼，从髋臼的位置上看，目前考虑髋臼已松动。髋臼侧存在偏心性的磨损。

（2）股骨侧：水泥重建的股骨柄，尽管原骨水泥的技术欠佳，但股骨柄目前没有明显的松动迹象。大粗隆处骨质欠佳。

（3）臼杯向外上方移位，髋臼上方存在一定程度的骨缺损，同时髋臼后柱存在大量骨水泥，预计术中清理后骨缺损可能较大；泪滴及耻骨支相对完好，坐骨支存在一定的骨缺损。

3. 诊断　右髋关节置换术后假体松动。

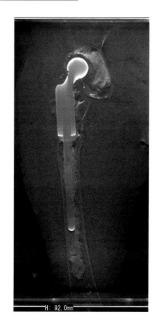

图 2-4-2　术前断层造影

三、术前计划

1. 髋臼侧重建　从髋臼侧翻修的圈 - 点 - 柱理论来看，由于上方及后下方的骨缺损，髋臼的圈已不完整，需要重建。髋臼上方的骨缺损可能向后延续，累及后上方的负重区，需要准备扶拱型金属垫块。后下坐骨支的点存在一定程度的骨缺损，需要准备莲花宝座型金属垫块或斜坡型金属垫块。

2. 股骨侧重建　从股骨侧重建的 SMA 原则来看，通过大粗隆延长截骨，彻底取出骨水泥，远端仍具有一定程度的峡部，普通翻修组配柄可基本获得较好的初始稳定性，同时可兼顾大粗隆远期的愈合；大粗隆处骨质欠佳，术中截开取骨水泥后，需准备钢缆及大粗隆抓板复位大粗隆。

四、手术情况

1. 原手术切口切开显露及脱位髋关节，股骨近端 ETO 截骨，取出股骨柄假体及髓腔内骨水泥。

2. 显露髋臼假体及内衬，取出髋臼内衬、假体及髋臼缘骨水泥，见髋臼外上方、后下方严重骨缺损。

3. 使用髋臼锉由小至大磨锉髋臼至 58mm 大小，骨床渗血满意。冲洗伤口，坐骨支置入 TM 斜坡型金属垫块,非骨水泥型多孔 Gription 髋臼假体,外上方置入扶拱型 + 碟型内壁金属垫块,数枚螺钉固定垫块及臼杯。

4. 逐号扩髓后使用髓腔锉磨锉股骨髓腔至 23 号 265mm 长 Wargnar 型柄,压配满意,钢缆捆扎远端股骨。冲洗髓腔,植入 27 号 +30mm 股骨近端假体。近端骨块复位后使用 3 根钢缆固定。

五、术后情况及转归

嘱患者术后 2 周拄拐下地,6 周部分负重,3 个月完全负重。

术后即刻正位片见图 2-4-3。术后 3 个月复查 X 线片见图 2-4-4。

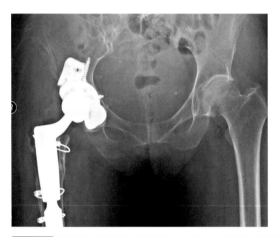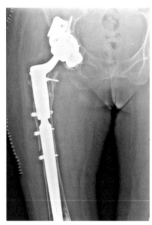

图 2-4-3 术后即刻正位 X 线片

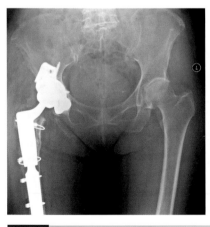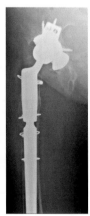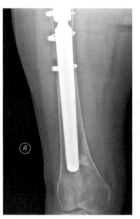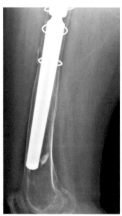

图 2-4-4 术后 3 个月复查 X 线片

六、总结思考

1. 股骨柄可能并没有松动,为什么仍然需要考虑翻修股骨柄?

如前所述,根据股骨侧重建的 SMA（stability、mechanics、abductor,即稳定性、力学与外展肌）原则,单纯地翻修松动的髋臼,保留原有仍稳定的股骨柄,并不能很好地控制下肢长度和前倾角,无法获得满意的下肢力学的恢复,因此我们选择对该病例翻修股骨柄。

2. 柄的取出和翻修假体的选择

这一病例仍然是我们较为常规的处理方法,我们选择了大粗隆延长截骨,主要考虑是现有的大粗隆骨质较差,选择大粗隆延长截骨,通过有限的人为骨折,避免不可控的大粗隆碎裂。同时,术前计划中可以看到,假体远端有大量的骨水泥,大粗隆延长截骨便于取出远端的骨水泥,术者可以通过传统的翻修工具或超声工具,较好地清理髓腔的骨水泥,为新的非水泥假体的远期固定做好基础。同时,选择近端 Body 带有涂层的组配柄,在一定程度上也有助于大粗隆的愈合。

（邓　旺　郭盛杰）

Notebook of Revision Total Hip Arthroplasty

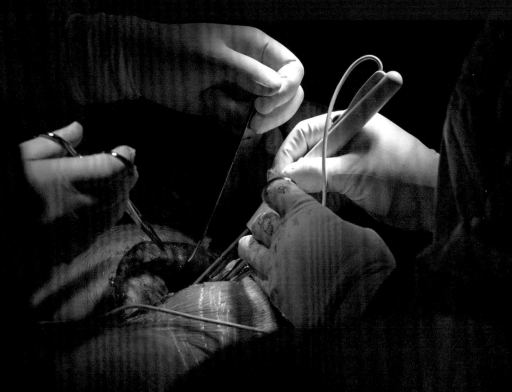

第三章

髋臼侧无菌性松动

3

髋臼侧骨缺损在临床十分常见,而且经常面临巨大缺损甚至骨盆横断,令许多术者头痛。对髋臼侧骨缺损的评估,临床上通常参考 Paprosky 分型(表 3-0-1)。要理解 Paprosky 分型,首先要对其分型基于的重要解剖学标志有所了解。而 Paprosky 髋臼骨缺损分型是基于 4 个参考指标而制定出来的:①髋关节旋转中心的位置或者是髋关节旋转中心相对于上闭孔连线之间的移位距离;②泪滴破坏的程度;③坐骨支骨溶解的程度;④ Kohler 线的完整性。解剖学标志见图 3-0-1。

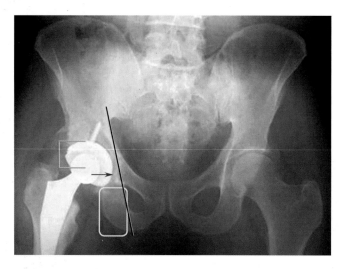

图 3-0-1　髋臼解剖学标志
绿色方括号指的是髋关节中心上移的程度,代表着髋臼顶是否完整。红色箭头指的是泪滴,代表了髋臼的内侧壁是否完整。泪滴骨溶解提示髋臼内侧壁骨缺失。蓝线指的是 Kohler 线,代表了前柱是否完整。假体越过 Kohler 线提示髋臼前柱骨缺损。黄色区域是看是否存在坐骨骨溶解,代表了髋臼后柱是否完整。

表 3-0-1　Paprosky 髋臼骨缺损分型(详见附录 1)

I	髋臼缘无明显骨缺损或假体移位
II	髋臼侧有骨缺损,但起支撑作用的髋臼柱完整,假体向上内侧或上外侧移位小于 2cm A.上内侧 B.上外侧(臼顶缺如) C.仅内侧缺损
III	上方移位大于 2cm,坐骨和内壁缺损严重 A.Kohler 线完整,骨缺损位置:10 点到 2 点位置 B.Kohler 线不完整,骨缺损位置更为广泛:9 点到 5 点位置
IV	骨盆不连续(PD)

ⅢA 型又被称之为上外型(up and out)。ⅢB 型又被称之为上内型(up and in)。

髋臼侧的重建策略是基于骨缺损的严重程度、剩余骨量的部位和质量而确定。Paprosky 分型有助于我们更好地理解骨缺损,而如何利用剩余骨量对于髋臼重建则至关重要。

我们通常基于圈(ring)-点(point)-柱(column)的理论进行髋臼侧非骨水泥重建,简称 RPC 理论。关于该理论的详细介绍可参考附录4,在此不详细展开。

对于Ⅳ型骨盆不连续,可以考虑采用"撑开"(distraction)技术,具体内容和操作技术详见本章节有关病例讨论内容。

总之,对于人工髋关节翻修手术,无论髋臼侧抑或股骨侧,都有可能会面临巨大的挑战,为了实现假体初始和长期稳定、髋关节稳定以及恢复关节生物力学的三大目标,作为术者,要努力做到思路清晰、方法可靠、创伤可控,多思考、多实践、多总结,随着科技的进步和经验技术的提高,相信髋关节翻修术会给患者带来更加满意的结果。

(郭盛杰　周一新)

参考文献

[1] PAPROSKY W G,PERONA P G,LAWRENCE J M.Acetabular defect classification and surgical reconstruction in revision arthroplasty.A 6-year follow-up evaluation [J].J Arthroplasty,1994,9(1):33-44.
[2] 周一新.基于圈-点-柱理论的髋臼非骨水泥固定重建[J].骨科临床与研究杂志.2019,4(1):1-2.

病例 1

一、病例摘要

【病史】男性,60岁,患者2000年因强直性脊柱炎(ankylosing spondylitis,AS)、双髋僵直,在当地医院行双侧全髋关节置换术。2005年因外伤致右侧股骨干骨折,在当地医院行切开复位内固定术。2012年出现双髋关节疼痛,间断性痛,行走活动时加重,休息时稍减轻,行口服药、理疗治疗,症状缓解不明显。既往强直性脊柱炎30余年,口服药物对症治疗。2014年因右侧结肠肿瘤,在外院行手术治疗(具体不详)。

【查体】轮椅推入病房,骨盆无倾斜,右下肢较对侧短缩约2.0cm,右髋后外侧可见长约16cm陈旧性手术瘢痕,愈合良好,右大腿前方可见长约20cm陈旧性手术瘢痕,愈合良好,局部无压痛。右髋外侧压痛(+),右腹股沟区压痛(+),右下肢轴向叩击痛(+),右髋关节主动屈伸范围0°~90°,右髋内旋0°,外旋35°。左髋后外侧可见长约16cm陈旧性手术瘢痕,愈合良好。左髋外侧压痛(+),左腹股沟区压痛(+)。左髋主动屈伸范围0°~80°,左髋内旋10°,外旋30°。双髋关节外展肌力Ⅴ级弱。

【实验室检查】血常规、红细胞沉降率、CRP 等实验室检查指标无异常。

【影像学资料】术前双髋正位和双侧髂骨斜位和闭孔斜位 X 线片(图 3-1-1)可见患者因为强直性脊柱炎下腰部融合,骨盆后倾,闭孔变大,髋臼骨缺损严重,小粗隆骨溶解。

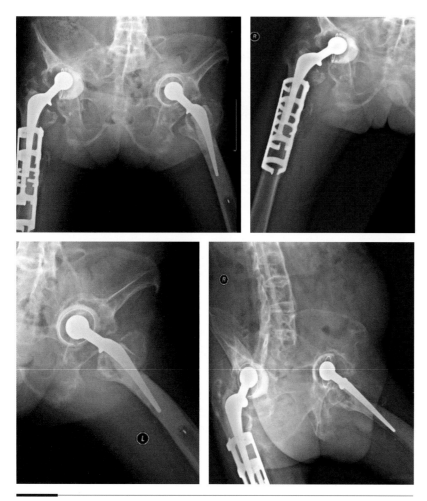

图 3-1-1　术前 X 线片

二、病例分析与手术计划

1. 阅片讲解　从骨缺损角度看,坐骨、耻骨、上方均有缺损;在这种骨盆后倾的正位片上,给人第一感觉是坐骨支骨溶解很严重,但是坐骨缺损有可能被高估,骨盆后倾过程中髋臼后方骨缺损旋转到髋臼下方,造成坐骨支骨缺损严重的印象。术前读片过程中应该告诉自己,后下方缺损当然严重,正下方也严重,相比闭孔上下径没那么大的患者,坐骨的缺损可能比想象中要小。

2. 术前计划与重建策略分析

(1)术前全身状况评估和围手术期管理:对于一个强直性脊柱炎或者类风湿、病程比较长的患者,同样需要调整抗类风湿药物(disease modifying anti-rheumatic drugs,DMARDS);对于强直性脊柱炎(AS)患者一定要考虑插管、胸廓运动是否完全腹式呼吸。观察患者颈椎活动度,与麻醉医师沟通,给麻醉医师插管准备时间,提醒他们有可能需要纤维气管镜,搬运过程中要防止颈椎骨折;类风湿关节炎(RA)全麻下一定要注意体位摆放,防止寰枢椎半脱位;对这样的病例,患者长期受到疾病困扰,很多患者容易出现人格和心理问题,对手术可能有不切实际的期待,注意做好沟通和调整患者期望值。

(2)如何防止脱位:术前片子可以看到下腰椎融合,闭孔很大,骨盆后倾,手术需要仔细规划,避免术后脱位,因此维持软组织张力和大粗隆完整性非常重要。若取内固定,有可能造成股骨近端骨折,同时花费时间;对于髋臼侧旋转中心重建,对自己需要严格要求,如果旋转中心位置不良,软组织张力难以维持,可能发生撞击;股骨侧是否需要翻修柄? 这一点非常值得探讨,本文的术者希望有更多机会调节柄的前倾角、偏心距、双下肢长度和软组织张力,以上几点也都是可控的维持髋关节稳定性的因素。但是也有不可控因素,包括脊柱和骨盆的位置。我们要把脱位的风险控制到最小,尽量把可控的因素做到最好。髋臼侧最大努力重建相对正常旋转中心和整体的偏心距,术中需要认真做试模的复位,使躯干、手术床尽量平行,根据试模复位再调整臼杯外展角和前倾角,对于这样骨盆后倾的患者,容易出现后方撞击导致前脱位,因此术中外展角给的稍微大点,前倾角稍微小点,对于这么奇怪的骨盆位置,一定要防止髋关节脱位。

(3)关于取柄技巧:这样的病例取柄不难,难在如何取骨水泥。还需看闭孔斜位和髂骨斜位,骨盆后方、后上、后下都有骨质缺损,但斜位片看,没有骨盆不连续,因此要做点重建,并不需要做点的稳定(如Paprosky教授的distraction技术来处理骨盆不连续)来实现三点固定。

(4)取柄的原因:①本研究难点在髋臼侧,但如果不取柄,髋臼侧显露会让手术有点捉襟见肘;②股骨矩部位已经分离了,无论水泥非水泥,股骨矩是对骨水泥鞘稳定强度、假体稳定性是很重要的部位,cement in cement技术也不考虑了;③这是一种光面柄,取起来并不困难。

(5)既然要取股骨柄,要不要取内固定、做ETO? :不是碰到这样的柄都要做ETO,要考虑ETO的代价。环抱器对周围软组织血运破坏比较大,固定位置骨强度减弱,而且没办法弥补;取环抱器需要广泛的软组织剥离,软组织剥离对骨的生物性有很大影响,对ETO愈合有影响。因此,建议尝试先不要做ETO,把柄和水泥完整取出即可。事实证明,取柄并不难,不用看到骨水泥就头疼。如果取了环抱器,造成骨折,骨质又薄弱,接下来的情况很难处理。

三、术后情况及转归

第一次(右侧)术后即刻X线片见图3-1-2,可见髋关节旋转中心位置重建良好,坐骨支骨缺损采用术者自己设计的莲花宝座型(lotus)3D打印钛金属多孔垫块重建,建立后下方稳定支撑固定点,上方采用斜坡型(slope)金属垫块重建,内壁采用盘型(disc)金属垫块重建。

第二次翻修(左侧翻修)术后即刻,可见左侧采用类似于右侧的重建技术,右侧翻修术后3个月X线片可见右侧假体固定良好。第二次(左侧)术后即刻X线片见图3-1-3。

左侧翻修术后6个月,右侧翻修术后9个月正侧位X线片,可见双侧假体固定良好。正侧位X线片见图3-1-4。

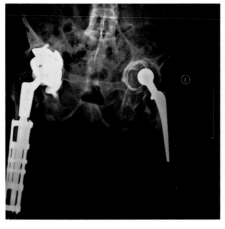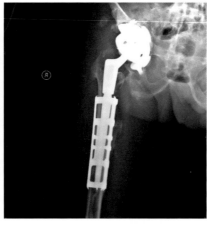

图 3-1-2 第一次（右侧）术后即刻 X 线片

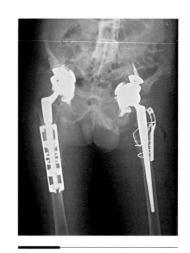

图 3-1-3 第二次（左侧）术后即刻 X 线片

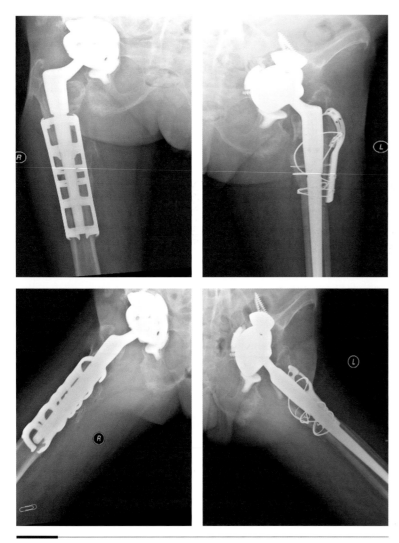

图 3-1-4 左侧翻修术后 6 个月，右侧翻修术后 9 个月正侧位 X 线片

（黄 勇 郭盛杰）

病例 2

一、病例摘要

【病史】女性，71 岁，主诉"左髋关节翻修术后疼痛 1 年"入院。患者 13 年前因左髋关节类风湿关节炎行左侧人工髋关节置换术，1 年前因不慎摔伤致左髋关节假体周围骨折于外院行翻修术，术后左髋关节疼痛，与活动相关，休息可缓解，有活动受限。症状逐渐进展。

【查体】跛行步态，左髋关节后外侧可见切口瘢痕，无红肿，左髋关节大粗隆区压痛(+)，纵向叩击痛(+)，髋外展肌力正常，左髋关节严重活动受限。

【实验室检查】血常规、ESR、C 反应蛋白均无明显异常。

【影像学资料】术前髋关节正位及左髂骨斜位 X 线片见图 3-2-1，髋关节 CT 平扫见图 3-2-2。

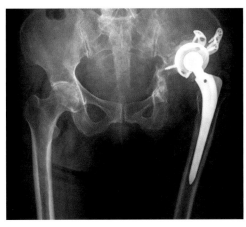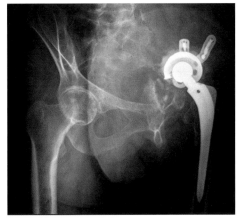

图 3-2-1　术前髋关节正位及左髂骨斜位 X 线片

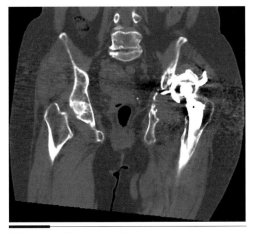

图 3-2-2　髋关节 CT 平扫

3

二、病例分析

1. 综合术前检查基本排除感染。

2. X 线片以及 CT 片显示

(1) Kohler 线已被突破,且 Kohler 线中断而且边界模糊不清,存在明显骨盆不连续(pelvic discontinuity,PD)。

(2) 正常臼所在的位置上明显骨量缺损,只剩狭长的臼底周围骨量,已看不见前后臼缘的投影,推测髋臼后柱缺损明显。

(3) 球笼(cage)向外上方移位(up and out),髋臼上方尤其是负重区骨缺损是严重而广泛的。

(4) 泪滴、耻骨支、坐骨支相对完好。

关键词:骨盆不连续(PD)、负重区缺损、髋臼后柱缺损。

3. 诊断 左髋关节置换术后假体松动。

三、术前计划

1. 从三点固定的理论来看,前上的点也许存在,后下坐骨支的点应该骨量尚可,负重区连带后柱需要重建,所以术前要准备扶拱型金属垫块,其不但可以牢固地重建负重区,并且可以重建至少 1/2 的后柱。

2. 使用撑开牵引术(distraction)处理骨盆中部的不连续。

四、手术情况

1. 为更好显露髋臼以方便进行髋臼侧重建,将股骨假体取出。

2. 术中可见原 cage 完全没有骨长入,轻松取出假体后,清理骨床表面假膜及瘢痕,务必清理彻底,切忌金属臼杯或垫块与骨床之间仍夹有软组织,原本骨量就不多,应珍惜金属与骨床之间接触的面积。骨折线附近可见有大量瘢痕形成,此时使用电刀时应轻提电刀,紧贴骨表面去除瘢痕,避免电刀透过骨折线损伤血管等重要盆内结构,骨折线由后上向前下走行,利用两把弯钳在骨折线上下推移骨折端,可见显著的反常运动。

注意:去除骨折线周围瘢痕仅为增加假体与臼底骨面的接触,并非为完美游离骨折线,因此分离和解剖是有限的,不需要造成过大的损伤和增加出血机会,并且要保持骨折线两端之间瘢痕连接的张力。

3. 初步磨锉髋臼剩余骨床(至 54mm),大致确定臼杯位置,于髋臼后上的髂骨板上固定扶拱型金属垫块,其下方空虚部用适合角度的碟型内壁金属垫块找齐,二者之间用骨水泥固定。

4. 在骨折线两端相对骨量厚实的髋臼以外的部位钻入两枚克氏针(如情况允许,尽可能在与骨折线接近垂直的方向上钻入两枚克氏针,以提高牵开的效率并维持牵开的方向),以撑开钳撑开至遭遇较大阻力时停止,大约 4~5mm,锁住撑开钳,继续磨锉髋臼至 60mm,感觉此时臼杯的包容以及与宿主骨床的接触已至理想状态,上骨水泥,打入 60mm TM 臼杯(注意钉孔位置),去钉孔骨水泥,仔细打入骨折线上方螺钉 3~4 枚。然后松开撑开钳,继续于坐骨支方向打入螺钉。

注意:使用 distraction 技术时要遵循一定的操作顺序。

5. 为增强臼杯前上方的固定,修整一枚 20~54mm 斜坡型金属垫块(slope augment)后与臼杯前上方以 1 枚螺钉固定,斜坡型垫块与臼杯及扶拱型垫块(butress augment)之间使用骨水泥固定。

五、术后情况及转归

1. 嘱患者术后 2 周挂拐下地,6 周部分负重,3 个月完全负重。

2. 临床随访情况　Harris 评分 80,无痛,上下楼、平地行走不受限,长距离行走需要手杖,下肢不等长 1.7cm。术后 3 个月内逐渐加强屈髋和外展功能练习。

术后即刻正位片见图 3-2-3。

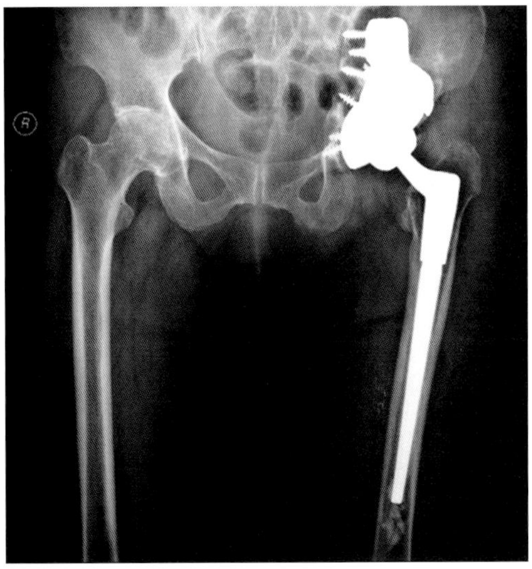

六、总结思考

图 3-2-3　术后即刻正位片

1. PD 在 X 线片上的 3 个征象　皮质不连续、移位、闭孔变形。

2. 为什么不用内固定复位并固定骨折　本病例经多次手术已是陈旧骨折,骨折线分离且骨量极少,复位内固定骨折愈合的机会渺茫。对骨量丰厚的新鲜或相对新鲜骨折,术者会考虑切开复位内固定(open reduction and internal fixation,ORIF)加臼杯重建。

3. 为什么不用 cage 进行翻修

(1)cage 多无法获得骨长入而形成骨整合,该患者此前的重建即为 cage,殷鉴不远。

(2)使用 cage 仍需 cage 的半球部分安置于骨床有一定内源的稳定性,否则容易松动移位,殷鉴不远。

(3)对骨盆横断患者,如 cage 不能为骨折赢得愈合机会,cage 一定会失败,殷鉴不远。

4. 为什么不用臼杯-球笼系统(cup-cage)进行翻修　cup-cage 相对 cage 是一大进步,但同样 cup-cage 需要半球形 TM 臼杯在骨床上有一定内源稳定性,cage 只是提供另一部分初始稳定。从长期稳定的角度,我们更愿意金属垫块+臼杯(augment+cup)为完全生物学固定(full biological fixation),称 cup-cage 为部分生物学固定(partial biological fixation)。

对本病例而言,为重建上方一点的情况下,即使使用牵伸技术,TM 臼杯也很难获得好的初始稳定,而且 cage 要利用髂骨翼和坐骨支,同时使用 distraction 技术和 cage 极有难度。

5. 如前所述,cage 无法获得骨整合,和 TM 臼杯+扶拱型金属垫块相比,后者可以骨整合,可以将整个臼杯与垫块看成一个整体,看作一异形的非水泥臼杯。

6. 对于负重区连带后柱存在明显骨缺损的病例,使用扶拱型金属垫块可以获得出奇制胜的效果。

We diagnose only things we think about; we think only about things that we have studied.

（周一新　郭盛杰）

病例 3

一、病例摘要

【病史】女性,31 岁,主诉:"右髋关节置换术后并疼痛 2 年"。患者 2 年前因右髋关节发育性髋关节脱位行人工全髋关节置换术,术后 3 个月挂拐下地负重行走,出现右髋关节疼痛。

【查体】拄双拐入病房,右髋关节屈曲畸形,可见切口瘢痕,右髋关节腹股沟区压痛(+),纵向叩击痛(+),活动明显受限,右侧 Trendelenburg 征(+)。

【实验室检查】血常规、ESR、CRP 均正常。

【影像学资料】术前正位及侧位 X 线片、术前髂骨斜位 / 闭孔斜位 X 线片、术前全长 X 线片分别见图 3-3-1~ 图 3-3-3。

二、病例分析

1. 综合术前检查可以排除感染。

2. 阅读右髋关节影像学检查资料

（1）原手术采用的是 S-rom 假体,臼杯明显的向内上方移位,几乎完全内陷,后柱 / 壁骨质的投影尚且

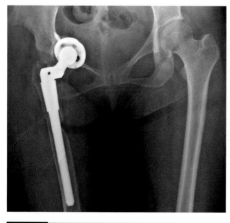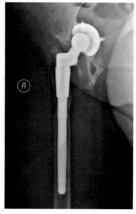

图 3-3-1　术前正位及侧位 X 线片

3

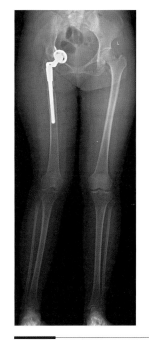

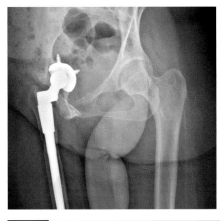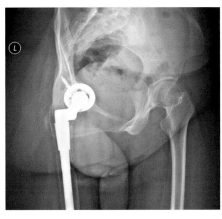

图 3-3-2　术前髂骨斜位/闭孔斜位 X 线片

图 3-3-3　术前全长 X 线片

比较完整。股骨侧之前曾行粗隆下截骨，截骨部位内侧尚未完全愈合，外侧愈合可，假体在髓腔内稍显过小（undersize），但无明显松动迹象。

（2）泪滴消失；坐骨支及后柱完整性尚可；Kohler 线被完全突破，向盆腔内明显内陷，内壁严重骨缺损；臼杯向上方移位不明显（<2cm）。

（3）术前考虑 Paprosky ⅡC 型骨缺损。

3. 诊断　右髋关节置换术后假体松动。

三、术前计划

1. 此类患者不难理解臼杯发生向内的明显移位。对于严重发育不良髋关节，髋臼发育比较浅，初次置换术中，不慎过度锉磨内壁甚至前壁/柱，最后失去"环抱"臼杯内移的病例是常见情况。

2. 臼杯内移明显，其上缘几乎完全移至髋臼骨质内侧，不由让人担心臼杯及螺钉与神经血管及盆腔内重要脏器（膀胱、子宫等）的关系。取假体时损伤上述结构的后果是严重的，更可怕的是如果一期置换时螺钉穿透血管，形成动静脉瘘，取出螺钉时极易造成汹涌的出血。CT 血管造影（computed tomography angiography，CTA）有助于明确上述关系。但臼杯与其他脏器的关系一般不易确定。

3. 髋臼侧重建　目前至少有三个部位的骨质尚可：后柱/壁、后上、前下（闭孔上缘尚且比较光滑完整），如果手术当中不再造成额外骨缺损的话，支撑一个半球形多孔表面臼杯应该不成问题。重点是内壁的重建，如果需要可以考虑使用金属垫块。

4. 翻修术前对股骨柄的去留是有踌躇的地方，因为取不取柄各有自己的优缺点（表 3-3-1）。

表 3-3-1 股骨柄取留的优缺点

	取柄	不取柄
显露及工作空间的建立	有优势	有劣势
假体周围骨折	更易假体周围骨折	相对容易保持股骨完整
调节下肢长度	有优势	有劣势
软组织松解	不需要更多松解	需更多松解时股骨向前上移动
损伤控制	相对更大	较小

四、手术情况

1. 术中常规切开臀中肌 - 大粗隆复合体后方的瘢痕,初次置换术中是否存在软组织紧张复位困难已然不得而知,但翻修术中由于髋臼向内上方移位,股骨头颈已全然为骨性髋臼及瘢痕所包裹,术中无法顺利脱位髋关节,也无法有效进行软组织松解,遂行大粗隆延长截骨(ETO),取出股骨假体。

2. 髋臼周缘显露后仍不能轻松取出髋臼假体,究其原因是髋臼的骨性结构已形成一个横置的沙漏,必须适当扩大沙漏的颈部才能取出假体。

取出外杯的过程中,术者遇到了最不想遇到的事情——出血。对于此次出血,笔者记忆犹新。虽不及汹涌的出血,但臼底软组织内仍有 2~3 支小喷泉样的喷涌,臼内液面快速上升,但吸引器仍有机会赛过出血的速度显露臼底的软组织,术者采用缝扎结合压迫成功得以止血。压迫止血时适当处理股骨侧以节约手术时间提高手术效率。

3. 髋臼侧重建 内壁缺损明显,后柱完整,前柱尚存但比较薄弱,按术前计划使用了 1 枚 38mm 碟型金属垫块(disc augment),与周围宿主骨接触良好,打入 48mm 钽金属多孔表面臼杯,压配良好。

4. 股骨侧重建 使用组配柄,ETO 部位以钢缆固定。

五、术后情况及转归

1. 嘱患者术后 1 周拄拐下地,6 周部分负重,3 个月完全负重。

2. 术后 3 个月内逐渐加强屈髋和外展功能练习。

3. 术后影像学资料

术后即刻、术后 3 个月、术后 1 年 X 线片、断层造影见图 3-3-4~ 图 3-3-7。

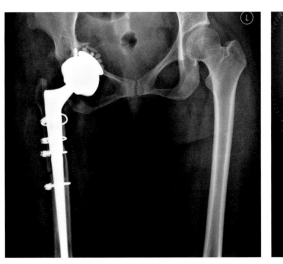
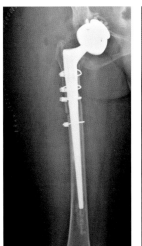
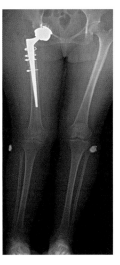

图 3-3-4 术后即刻 X 线正位片及全长片

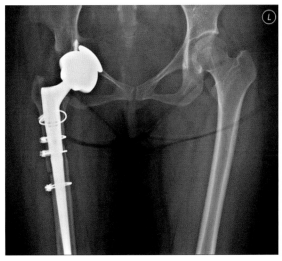
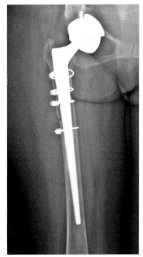
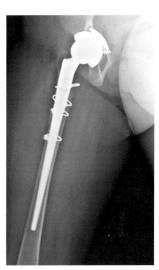

图 3-3-5 术后 3 个月 X 线正侧位片

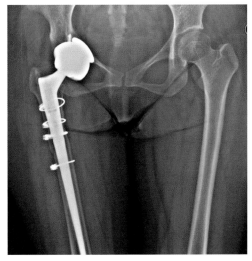
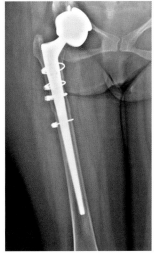

图 3-3-6 术后 1 年 X 线正位片

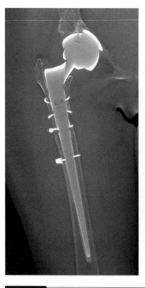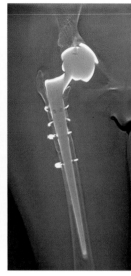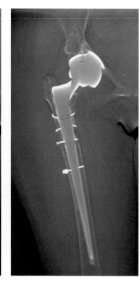

图 3-3-7　术后 1 年断层造影

六、总结思考

1. 在术中,对于取不取柄的犹豫并未出现,或者更准确地说,并未持续数分钟,因为术者遇到了一件事,术中无法脱位。由于股骨头颈明显内陷,无法敞亮地松解后方瘢痕,进而无法脱位,手术进程受阻。

此时术者想到的远不止显露而是需要一个足够大的工作空间,对髋关节周围瘢痕予以切除和对软组织进行松解。

ETO 将是一明智的选择,为防止粉碎性骨折及将来愈合困难,笔者将 ETO 的截骨范围延长到了截骨线以下部位,可以称之为"台阶式截骨",即使愈合不良的原内侧截骨部位术中发生了骨折,也能牢靠固定。

ETO 本身并不自动带来好的显露和工作空间,但 ETO 后使用骨刀或骨撬掀起截骨块可自动引导术者松解瘢痕及其他软组织。

果断进行 ETO 是另外意义上的损伤控制(damage control)。在术野不佳的情况下一味地进行广泛松解显露,由此而带来的意想不到的手术风险、极度延长的手术时间反而会导致手术创伤增加不少。

对于翻修术来讲,术前或麻醉好开刀之前检查患髋活动度可以很好地对显露的难易程度作出预判。如果关节活动度好、牵引髋关节软组织比较松弛,术中进行显露相对也会比较容易;反之则会比较困难。

2. 该病例髋臼侧属于典型的"口小腔大",在重建方面主要考虑以下两点:

(1)视内壁骨缺损大小的情况而定使用碟型或斜坡型金属垫块,注意的是无论使用何种垫块,都要与周围或两端的宿主骨接触,期盼发挥一定的抗内陷作用以及将来的骨整合。

(2)在髋臼周缘保留合适骨量的前提下,尽可能选择大一些的臼杯,对于这种"口小腔大"的病例,要试图把髋臼开口处磨锉大一些(就像把一个葫芦头端冲内放入髋臼,需要在葫芦腰的外面锉磨出比葫芦腰周径大的一个圈),可以提供一定自源性的抗内陷的稳定性。

(郭盛杰　周一新)

病例 4

一、病例摘要

【病史】男性,53 岁,主诉"左髋关节置换后 25 年,出现疼痛逐渐加重 2 年"。1991 年因左侧股骨头缺血性坏死行左侧全髋关节置换术,2 年前出现左髋疼痛,与活动相关,休息可缓解,无夜间痛,伴活动受限。门诊以"左髋关节置换术后假体松动"收入院。既往 1991 年行右侧全髋关节置换术,2012 年行右髋关节翻修术。

【查体】跛行入室,左髋外侧可见切口瘢痕,无红肿,左髋关节腹股沟区、大粗隆区压痛(+)、纵向叩击痛(+),活动明显受限,髋关节屈、伸、外展肌力基本正常。

【实验室检查】血常规、ESR、CRP 正常。

【影像学资料】术前正侧位 X 线片及全长片见图 3-4-1,术前断层造影见图 3-4-2。

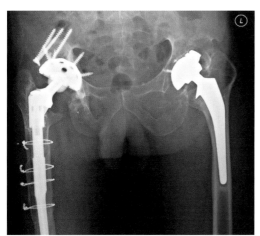
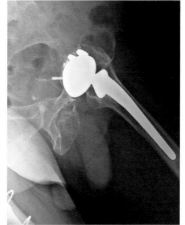
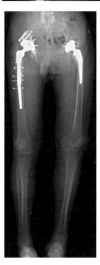
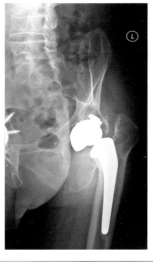

图 3-4-1　术前正侧位 X 线片及全长片

3

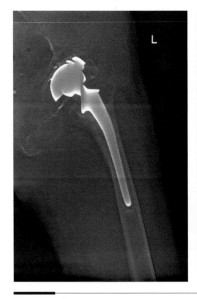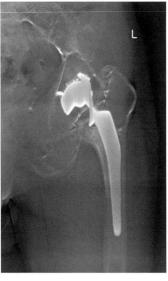

图 3-4-2　术前断层造影

二、病例分析

1. 首先排除感染。

2. 阅读左髋关节影像学检查资料

（1）内衬有明显偏心性磨损，臼杯无明显移位，其上方可见范围较大的两个低密度区域（断层造影连续的片子上显示臼杯就像孤岛一样，周围有范围很大的低密度区，仅有少量骨小梁的结构与之相连，提示严重骨溶解），两低密度区之间依稀有相对高密度的骨质与臼杯相连，坐骨支开口附近有严重的骨溶解，多处皮质骨连续性中断；股骨柄位置较低，假体远端髓腔有硬化表现，应该属于松动下沉，股骨近端大粗隆内侧明显骨溶解。

（2）泪滴基本完整；坐骨支开口处严重骨溶解，骨结构模糊；Kohler 线完整；假体无明显移位。

（3）该病例虽然臼杯无明显移位，但其上下方存在严重骨溶解，不能简单依据上一条中的泪滴和 Kohler 线的指标进行 Paprosky 分型，需要参考术中具体情况而定。

3. 诊断　左髋关节置换术后假体松动。

三、术前计划

1. ETO　因股骨假体下沉，工作空间（working space）难以显露充分，此外值得强调的是，维持展肌及大粗隆的连续 / 完整性是任何髋关节手术，尤其是翻修术的重中之重。诸如本病例，大粗隆因严重的骨溶解变得菲薄，轻度牵拉即可造成粉粹骨折，同时由于期待术中可以将大粗隆残余骨质与假体肩部紧密贴合，术后可由骨整合形成长期生物固定，术中术者施行了 ETO，术后 3 个月随访确实可见截骨部位已经愈合良好。

2. 泪滴以及 Kohler 线相对完整,提示髋臼前壁 / 柱可能是完整的。

3. 坐骨支严重的骨溶解以及该部位皮质骨的不连续性提示后下方可能是不稳定的(shaking point)。通常有两种方法:①牵拉技术(distraction),在横断的两端打入克氏针,使用撑开钳撑开至较大阻力,然后再处理髋臼,注意使用该技术时要求一定的操作顺序;②反向或正向锉磨,感觉来自于周围的夹持力,对于不适合打克氏针的病例来讲,该方法同样奏效。

4. 臼杯上方骨溶解的范围很大(超过 2cm),对于这种情况,术者更愿意备上扶拱型金属垫块,垫块在处理上方尤其是负重区的骨缺损的时候往往可以收到奇效,不但固定牢靠(stable point),而且能够重建相当一部分前柱或后柱。对于重建上方这一点来讲,扶拱型金属垫块相对于斜坡型金属垫块的优势在于其不需要髋臼上方足够的坚强的宿主骨床与之贴服,如果上方残余的宿主骨比较薄弱,无法予以斜坡型金属垫块牢固的固定,就可以从髂骨翼上悬吊扶拱型金属垫块下来,垫块和髂骨翼之间容易获得很好的固定。

5. 坐骨支以及上方均存在严重骨溶解,后柱 / 壁的情况堪忧。

四、手术情况

1. 显露及假体取出　行 ETO,取出松动的股骨假体和髋臼假体。髋臼及股骨假体周围均有显著骨溶解,这就要求显露髋关节时不仅有清晰的视野,而且各拉钩与撬的尖端均维持较小的应力。否则,一旦出现髋臼前柱骨折或大粗隆骨折将严重影响疗效及手术进程。

2. 髋臼侧重建　髋臼侧可见聚乙烯内衬已被磨穿,金属头与金属外杯相关节。髂骨前上,后上均有严重缺损,貌似腔洞样,但残余皮质骨极薄,强度显著下降。

耻骨支内也有深约 1.5~2cm 骨溶解灶,腔洞样,髂臼前下仅可见一皮质骨圈。髋臼后柱骨质完全溶解缺失,仅残留一层骨膜样软组织,髋臼后下坐骨支亦仅剩皮质骨圈,其间腔洞样缺损深而宽。

髋臼重建的策略:如前所述,要利用非水泥假体重建髋臼需回答以下三个问题(表 3-4-1)。

表 3-4-1　利用非水泥假体重建髋臼的策略

问题	答案	理由	重建方案
髋臼周缘圈是否完整?	否	广泛缺损	摒弃圈固定(rim fixation)
是否有三点可供固定?	否	前上后下骨缺损 后下严重缺损 前下骨缺损	可利用不同的多孔金属加强块(TM augment)重建
点重建后是否稳定(是否可移动)?	是 / 否	后上、前下稳定 后下可以推动	后上可利用扶拱型金属垫块,可重建后上点同时重建部分后柱,前下利用斜坡型金属垫块,因前柱连续性较好,所以前下点稳定性无虞。后下方严重缺损但皮质骨圈仍存在。但后柱缺损且坐骨支内有应力骨折样表现,所以后下点是不稳定的,须利用后上扶拱型垫块(butress augment)及前下点形成夹持(pinch fixation),同时要使半球形髋臼与前柱骨质及内壁骨质紧密贴合

综述一下本例髋臼重建的策略：

（1）初始稳定性的获得

1）后上扶拱型金属垫块与前下斜坡型金属垫块对半球形臼杯形成夹持。

2）后下方使用一较大尺寸斜坡型金属垫块使其于坐骨支皮质紧密贴合，半球形臼杯进入时对该点有一定压配作用，尽管该点有一定弹性，但坐骨支的回缩力量使垫块与臼杯有紧密贴合。

（2）生物固定的获得

1）控制垫块的方向使半球臼杯与前柱骨质与臼底骨质有紧密贴合。

2）垫块与半球形臼杯之间用骨水泥连接，制造一异形的表面积较大的非水泥臼。垫块与骨质骨整合后，也可认为整个非水泥髋臼与骨质形成了骨整合，获得了生物固定。

3. 股骨侧重建　相对简单。使用组配柄，ETO 部位以大粗隆抓板固定。

但需要注意的两点是：①对于活动度比较僵的髋关节，注意对后内侧瘢痕的松解，否则在活动患肢的时候容易造成股骨近端的骨折，一般于 ETO 的远端预捆扎钢丝或钢缆；②选用合适粗细的近端袖套，修理 ETO 骨块使其与袖套之间最大限度贴服，有利于后期骨整合。

五、术后情况及转归

1. 术后 1 周挂拐下地，6 周后部分负重，3 个月复查后完全负重。

2. 术后 3 个月内逐渐加强屈髋和外展功能练习。无痛，可平地行走，双下肢不等长 2cm。Harris 评分 66。

3. 术后复查资料　术后即刻、术后 3 个月、术后 2 年的 X 线片分别见图 3-4-3~ 图 3-4-5。

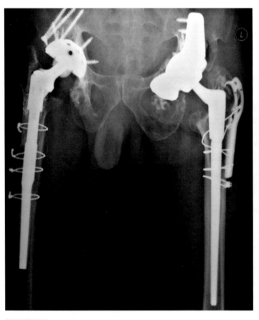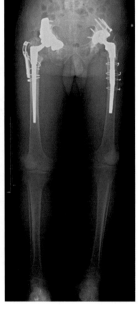

图 3-4-3　术后即刻 X 线片

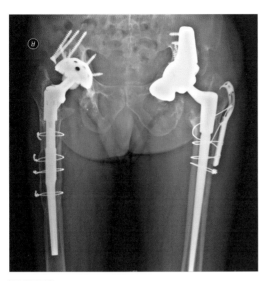
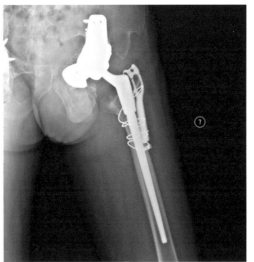

图 3-4-4　术后 3 个月 X 线片

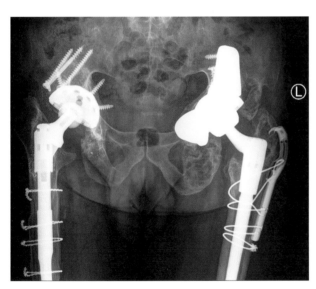
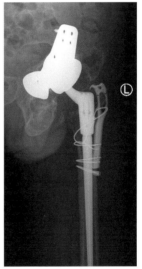

图 3-4-5　术后 2 年 X 线片

六、总结思考

1. 有效移位（effective migration）的概念　为什么臼杯移位是判断骨缺损的重要指标？因为臼杯移动到哪里骨质破坏的范围就到哪里。这里是因为先有骨溶解臼杯向骨质薄弱的方向移动，还是臼杯移动本身就是破坏骨质的过程和因素，当然值得探讨，笔者本人认为兼而有之。无论如何臼杯移动方向和幅度提示骨破坏的部位和程度。但正如本病例所展示的，尽管金属臼杯没有发生物理移位，但骨溶解的范围已然扩展到一定程度，其骨破坏的部位和范围，等同于臼杯发生移位造成的骨缺损。在对骨缺损进行评估和分型时，要将此种骨缺损等同于臼杯发生了移位，即"有效移位"。具体到本病例，该患者的有效移位等同于臼杯同时向内上和外上（up and in，up and out）都发生了有效移位。由此可见，该髋臼假体周围骨缺损的范围在上方是广泛而弥散的。

2. 容易被低估的骨溶解和容易被遗漏的骨盆横断　这是一例较有欺骗性的病例,术中发现与术前计划有较大出入,所以不得不在术后重新审视术前的一些影像学资料。X线片上乍一看,臼杯没有明显的移位,Kohler线也未被突破,泪滴也清晰可见。然而,如果后退一步,较系统、全面地来审视X线片,给人的第一印象是假体(股骨假体)移位,无论是髋臼还是股骨假体周围骨质都有较为明显的改变。此处先放下A(Alignment,力线)和C(Cartilage,对本病例指人工关节的关节面),而先集中精力研究B(Bone,假体周围骨质)。

(1)虽然臼杯没有明显移位,但其上方可见两较大的膨胀性低密度影,两低密度影之间依稀有相对高密度的骨质与臼杯的上方柱形结构相连接。外上方的低密度影内结构一片模糊,而内上方低密度影内虽仍可见些许的骨小梁影,但仍以密度明显减低和骨内结构模糊为主要特征,因此,髋臼杯上方的低密度处是假体周围骨溶解。

(2)Kohler线。该髋总体上Kohler线完整而未被侵犯,这可能与初次置换时内壁保留了相对多的骨量有关。尽管如此,仍可以看到Kohler线内侧轻度增生,且臼杯表面的金属颗粒脱落而向臼底骨质迁移。据此可以判断臼底骨质已受一定程度的侵袭相对还保留一定骨量。

(3)坐骨支。该髋坐骨支受到严重侵犯,坐骨支皮质菲薄欠光整,坐骨支内上方完全不见骨的结构,中下方可见高低密度影相交替,多处可见皮质骨连续性中断。所有这些征象都提示坐骨支严重骨溶解,存在较大的骨缺损,后下方这一点已然是个不稳定点(shaking point)。

(4)泪滴及耻骨支。比较完整。

经过对上述骨性结构及臼杯移位等指标的梳理,读者脑海里大致可以立体描摹出假体周围的骨缺损情况,更重要的是残存骨质的大体样貌。

且住,还有看不见的征象! 阅读X线片固然不能遗漏片子上既有的征象,更要警惕片子上无法呈现的问题!

由于金属假体的遮挡及平片的二维特点,常有部分结构无法在平片上显影。一般而言,仅有髋关节前后位片是无法提示髋臼前后柱的连续性是否完整或前后柱(壁)骨量的。有经验的观察者当然可以通过一些间接征象推断髋臼前后柱的情况。譬如,臼杯向上内方移位常提示前柱受累,向上外方移位常提示后柱受累。但确切证实髋臼前后方结构的受累程度常需要借助髂骨斜位片、闭孔斜位片或CT扫描。

尽管如此,具体到本病例,虽然臼杯既无向上内(up and in)也无向上外(up and out)的移位,无法依据臼杯的移位判断前后柱状况。但据此就罔顾前后柱骨缺损的可能性就失之大意了。试问,在臼杯上方、后下方存在严重骨缺损的情况下,髋臼后柱独善其身的概率几何? 当然有可能,不过可能性较小,况且平片上已经清晰可见臼杯后上后下已然存在严重缺损,没有被臼杯挡住的坐骨支开口部位骨质非常薄弱且有不稳定点(shaking point),在这样的情况下,髋臼后柱的连续性及骨量就要怀疑了。

依据Paprosky分型主要观察以下指标(表3-4-2)。

表 3-4-2　依据 Paprosky 分型的观察指标

观察指标	征象	注释
泪滴	较清晰	注意泪滴外缘欠光滑
髋关节旋转中心或髋杯的移位	未明显移位	尽管臼杯本身未明显移位,但髋臼杯上方可见两较大的膨胀性低密度影,两低密度影之间依稀有相对高密度的骨质与仿 PCA 臼杯的上方柱形结构相连接

外上方的低密度影内结构一片模糊,而内上方低密度影内虽仍可见斜向内上的骨小梁影,但仍以密度明显减低和骨内结构模糊为主要特征。因此,髋臼杯上方的低密度处是假体周围骨溶解。

作为规律,一般术中取完假体后的骨缺损均严重,见于术前影像学,尤其是 X 线片上的骨缺损。但有经验的术者可以将术前术中评估骨缺损的程度及部位之间的差异控制在可接受的范围,这需要相当的影像学知识和丰富的临床实践经验。术者不应满足于术中双眼的视觉所见,更应利用指尖触摸残余骨质的骨量及强度。必要时可以利用骨膜剥离器推动骨质以观察是否骨折或骨强度显著下降。

本病例术中用骨膜剥离器推移后柱后壁可见仅有软组织强度的抵抗,用拇指捏持后柱仅可触及菲薄变轻的皮质骨与软组织相连。由此可以判定髋臼后柱后壁俱已缺失横断,无法提供机械支持(non-supportive)。

(周一新　黄　勇)

病例 5

一、病例摘要

【病史】男性,56 岁,主诉:"右髋关节置换术后疼痛 5 个月,加重伴活动受限 4 个月"。患者 1987 年前因双髋关节疼痛,于当地诊断为髋关节结核感染,行双侧髋关节病灶清除术。1990 年因髋关节疼痛、活动受限行左侧人工全髋关节置换,1991 年行右侧人工全髋关节置换术。5 个月前患者无明显诱因出现右侧髋关节疼痛,与活动相关,休息可缓解,无夜间痛,有活动受限。症状逐渐进展,4 个月前疼痛加重,到我院门诊就诊,以"人工髋关节置换术后假体松动(右)"收入病房。既往强直性脊柱炎病史 20 年。颈椎骨折术后 4 年。

【查体】扶拐入室,右髋关节外侧可见陈旧切口瘢痕,腹股沟区压痛(+),纵向叩击痛(+),右髋活动明显受限,髋外展肌力正常。

术前体位像见图 3-5-1。

【实验室检查】血常规正常,ESR、CRP 在正常值上限。

【影像学检查】术前 X 线片见图 3-5-2。术前髋关节 CT 平扫见图 3-5-3。

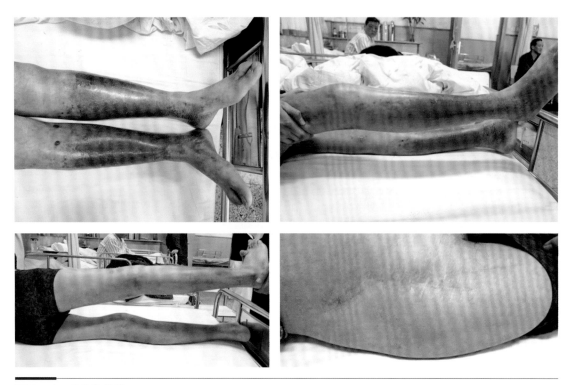

图 3-5-1　术前体位像

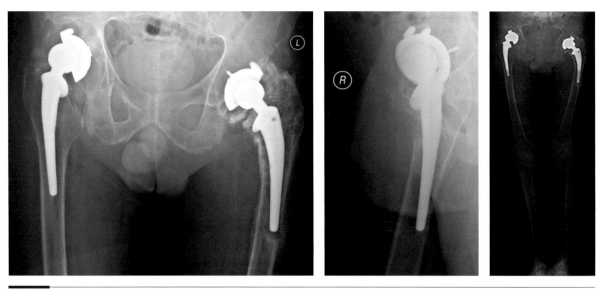

图 3-5-2　术前 X 线片

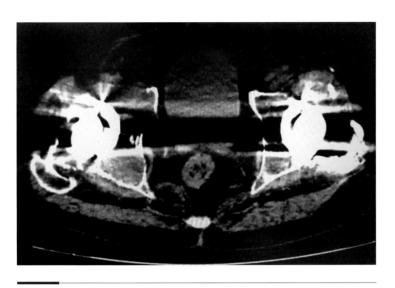

图 3-5-3　术前髋关节 CT 平扫

二、病例分析

1. 综合术前检查基本排除感染。

2. 阅读右髋关节影像学检查资料

（1）髋臼假体已经松动向上移位，假体周围骨溶解范围很大，上方骨溶解的范围超出了臼杯上移的距离。股骨侧假体似乎没有松动，但假体与股骨皮质之间有一定的空间。

（2）泪滴基本完整；坐骨支于开口处有轻度骨溶解，完整性尚可；Kohler 线基本完整，向盆腔内轻度膨出，臼底骨质比较薄弱；髋臼假体上移明显，但上方骨溶解的范围更是超出了假体上移的距离。

（3）分型考虑为 Paprosky ⅢA 型，但髋臼侧存在严重而广泛的骨溶解。

3. 诊断　右髋关节置换术后假体松动。

三、术前计划

1. 髋臼假体的内侧似乎还残留有骨岛，上方和下方有明显的骨溶解，总体上讲，髋臼的周缘和内壁也许还是比较完整的，为避免旋转中心上移过多，可能要磨锉掉骨岛，周围以垫块重建关键的点。

2. 术中发现骨溶解的情况往往要比术前估计的严重得多。

3. 髋关节活动度差，为方便显露以及优化髋关节旋转中心，要做好行 ETO 取股骨假体的准备。

四、手术情况

1. 为更好显露，行股骨 ETO，取出股骨假体（monoblock 股骨柄，头颈一体）。

2. 髋臼假体松动，骨溶解严重，髋臼内中央底部可见一人字形残留骨嵴，骨嵴周围于髋臼前上、前下

（耻骨支）、后下（坐骨支）有 3 个巨大呈"品"字形的骨溶解腔洞,彻底清理内部软组织。磨除骨嵴至髋臼内壁,放置臼杯试模测试,周围骨溶解腔洞大致呈现月牙形。遂以合适大小的锉分别锉磨三个骨缺损部位,在臼杯试模周围打压进 50mm × 15mm、50mm × 10mm、50mm × 10mm 三枚垫块,用螺钉加以固定。

3. 反向锉磨中央空腔,垫块臼杯面涂以少量水泥,打入 56mm 多孔 TM 臼杯,初始稳定性良好,于臼底骨床大致有 25%~30% 接触,打入 3 枚螺钉辅助固定,注意避开垫块。

4. 股骨侧采用 RM 组配柄,ETO 截骨块以爪板固定。

术中所见照片见图 3-5-4。

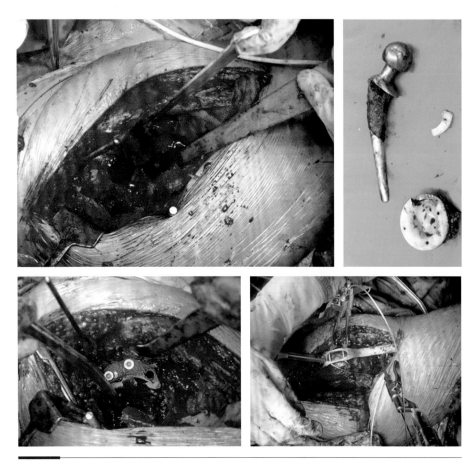

图 3-5-4　术中所见照片

五、术后情况及转归

1. 嘱患者术后 1 周挂拐下地,6 周部分负重,3 个月完全负重。

2. 术后 3 个月内逐渐加强屈髋和外展功能练习。

3. 临床复查,无痛,平地可正常行走。由于患者存在强直性脊柱炎,髋关节屈曲、外展活动仍受限。Harris 评分 66。

翻修术后即刻、术后 2 个月、术后 1 年 8 个月 X 线片见图 3-5-5~ 图 3-5-7。

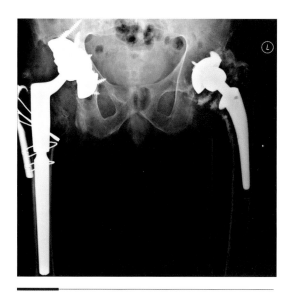

图 3-5-5　术后即刻 X 线片

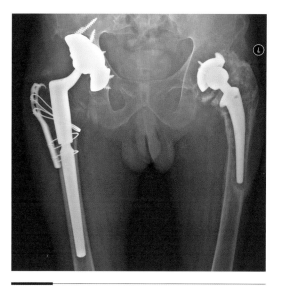

图 3-5-6　术后 2 个月 X 线片

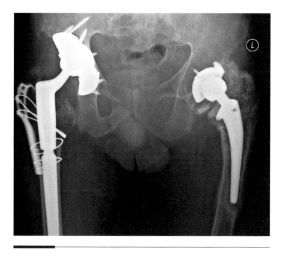

图 3-5-7　术后 1 年 8 个月 X 线片

六、总结思考

1. ETO 的理由

（1）髋关节僵直活动度差。

（2）原柄为一体柄（monoblock），不利于在优化旋转中心和髋关节张力之间寻求平衡。

（3）原柄表面为粗糙涂层，并未松动。

（4）有利于髋臼侧的显露。

2. 髋臼生物学重建的目标

（1）半球形臼杯和垫块作为一体化的异形臼杯要与宿主骨存在紧密稳定的接触。

（2）良好的初始稳定性。

（3）优化髋关节旋转中心以恢复髋关节运动力学。本病例术中果断磨除中央骨嵴的主要目的是为了优化髋关节旋转中心,而并不就着骨缺损的情况安置臼杯。

3. 可以将半球形臼杯和垫块作为一个整体视为异形的髋臼侧假体,半球形臼杯作为主体部分,与宿主骨之间要有尽可能多的接触,垫块可视为延伸固定的部件。

所以手术操作的大致流程是,在合适的旋转中心部位锉磨,置入臼杯试模(注意与宿主骨尽可能多地接触),评估周围骨缺损的形态和严重程度,处理骨缺损部位,置入垫块,测试臼杯大小,上骨水泥,打入半球形臼杯(注意钉孔位置)。

4. 为方便理解,可以将使用垫块辅助稳定的方式分为腔内固定和腔外固定。

（郭盛杰 黄 勇）

病例 6

一、病例摘要

【病史】女性,40 岁,主诉"右髋关节置换术后 27 年,出现疼痛并逐渐加重 1 年"。患者 27 年前因为右髋关节发育不良继发骨关节炎于外院行关节置换术,7 年前外院行右侧人工髋关节翻修术。1 年前无明显诱因出现右髋关节疼痛,与活动相关,休息可缓解,无夜间痛。症状逐渐进展,伴活动受限,门诊以"右髋关节置换术后假体磨损"收入院。

【查体】跛行步态,右髋关节外侧可见陈旧切口瘢痕,无红肿,皮温不高,髋关节屈曲、后伸以及外展肌力基本正常,活动明显受限。

【实验室检查】血常规、ESR、CRP 均在正常范围内。

【影像学检查】术前正侧位 X 线片及全长片见图 3-6-1。

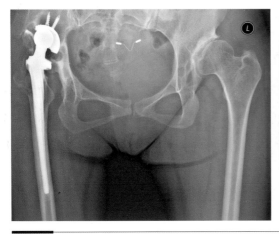
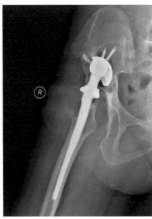
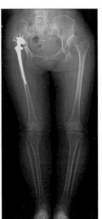
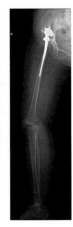

图 3-6-1 术前正侧位 X 线片及全长片

二、病例分析

1. 综合术前检查基本排除感染。

2. 患者虽然年仅 40 岁,但已经历数次手术,目前以髋关节疼痛、肢短、髋关节僵直、跛行入院。

3. 阅读影像学检查资料

(1)髋臼侧旋转中心明显上移(尽管髋臼的入口平面尚可接受),臼杯周围严重骨缺损,波及髂骨近骶髂关节水平。估计股骨头大小为 22mm 加长股骨头,存在严重偏心性磨损,股骨头已抵近金属外壳,应考虑股骨头已磨穿聚乙烯,甚至累及金属外壳。

(2)股骨侧假体针对股骨近端髓腔适配填充良好(fit and fill),假体周围无透亮线,股骨距萎缩,因而不考虑假体松动。然而大粗隆及其向下外侧皮质可见广泛骨溶解,仅见皮质外壳的投影,其余部分骨质消失。

(3)髋臼侧真臼部位骨质情况:泪滴完整,下方坐骨支耻骨支部位无明显骨缺损,Kohler 线完整,以上可能与既往手术没有侵犯真臼有关,如果一定要按 Paprosky 分型的话,应属于ⅢA 型。

4. 诊断　右髋关节置换术后假体磨损。

三、术前计划

1. 髋臼侧重建　髋臼侧严重缺损,看似无从下手。此时应静下心来,审视到底有多少骨量可以提供初始稳定和骨长入。髂骨内髋臼周缘依然是严重骨量丢失,无法提供固定,所幸的是,以往数次手术都将髋臼重建于高位,髋臼的真臼部位并未受以往手术的侵犯,且 Kohler 线相对完整,可认为没有骨盆不连续。

与此同时,真臼严重发育不良,臼极小,前后壁骨量稀少,但无论如何可以认为真臼的后方与前方,也是将来髋臼的后下与前下是可以提供两点用以固定的。真臼上方骨量稀少、扁平,难以提供上方的一点。

综上所述,髋臼重建的要点是利用好真臼骨量,使其提供前下、后下两点,利用扶拱型金属垫块重建上方一点,同时可以重建髋臼的后上部分,增加髋关节屈曲时对髋臼后方的支撑。

2. 股骨侧重建　考虑到髋臼侧的重建比较有颠覆性,重建后髋关节旋转中心将较大程度下移,不更换股骨柄恐无法复位,也无法微调下肢长短,且原柄为颈干角大,偏心距小,不更换股骨柄无法优化重建后髋关节的力学性状。更换股骨柄的第三个重要理由是,大粗隆已然发生严重骨溶解,为固定残存的大粗隆,需要:①适当直径及几何外形的假体肩部;②安适的表面涂层,用以提供足够的接触面积和骨整合的可能。

3. 关节面的选择　患者年轻,生活方式活跃,已历经多次手术,再手术失败的风险很大,为避免聚乙烯磨损及相关问题,术者决定使用陶瓷对陶瓷关节面,这也要求髋关节的旋转中心及髋臼的入口平面必须准确安置,否则容易发生术后脱位、关节异响(squeaking)等并发症。

四、手术情况

1. 为防止大粗隆发生粉碎骨折及顺利取出假体,行 ETO。可见大粗隆部位存在严重骨溶解仅残留菲薄的皮质骨。原股骨柄固定良好,用线锯分离假体 - 骨质界面后顺利取出假体。

2. 关节内广泛软组织黑染,聚乙烯内衬已被股骨头磨穿,金属股骨头与金属外杯直接接触磨损。髋臼假体松动,取出后可见腔洞样骨缺损,部分髂骨已完全穿透,可触及盆内肌肉。

3. 取出假体后向下显露至闭孔上缘水平,此处大约是影像学上泪滴的水平,也可理解为真臼的最低点。此处另一重要解剖标志是髋臼横韧带,横韧带下缘、闭孔上缘与影像学上的泪滴都处于同一水平。

4. 解剖真臼的另一种重要标志是臼底的脂肪,一般解剖至臼底脂肪,即可认为已到达相当于正常髋臼卵圆窝的位置。

需要注意的是:对髋臼侧的显露不仅要确定髋臼下缘的水平,而且要显露髋臼前缘、后缘,清晰显露前后缘后,应用指尖触摸髋臼前后壁骨量,一般来讲严重发育不良髋臼的后柱常相对保留有较丰富的骨量,因此完全显露后柱及向下移行的部分坐骨支,对合理确定旋转中心(顾及上下、前后以及深浅,用立体的思维进行定位,通常要锉磨部分后柱骨量以容纳臼杯并提供夹持)、提供臼杯足够的夹持和接触面积有很大帮助。需要强调的是:仅清晰显露真臼是不够的,还需要清晰显露部分假臼,尤其是假臼与真臼移行的部分。

做好此类手术,不仅要有清晰的视野,而且需要利用指尖的触摸来了解骨的外形和骨量,更重要的是利用"思想的"眼睛去看清那些仅凭眼球无法视及和常人看不见的东西。

5. 经显露后可见真臼发育差,前柱很薄,后柱较厚。真臼、假臼之间未看见一般髋脱位常见的"葫芦腰"而是自上而下非常平坦(这种地形对于上垫块相对简单)。

6. 用骨刀凿除部分后壁骨质,使旋转中心后移,防止过度锉磨前缘。用小号臼锉锉磨髋臼,而后逐步扩大至 46mm,每次锉磨都维持臼锉下缘于横韧带水平。磨锉完成后放入试模,可以感受到髋臼前下后下可以提供支持,但由于髋臼上方约有 50% 未有骨量覆盖,且髋臼后上缺损骨性髋臼不能对臼杯前后形成有效夹持,于是选择扶拱型金属垫块,重建髋臼的上方及后上部分,并恢复部分后柱。扶拱型金属垫块的上方与骨床之间的空隙用 15° 碟型金属垫块充填,碟型内壁垫块与扶拱型垫块之间以骨水泥连接。扶拱型金属垫块安置完成后,最后用 46mm 多孔臼杯,臼杯与扶拱型金属垫块之间也用骨水泥连接。臼杯打入时可以体会到明显压配,初使稳定性良好,用数枚螺钉加强臼杯的初始稳定性。

7. 柄侧重建　因旋转中心已恢复至真臼水平,为方便复位,去除部分股骨内侧骨质以达到松解的目的,使用 RM 组配柄,反复确认软组织张力、下肢长度及髋关节稳定性可以接受,大粗隆截骨块用接骨板 - 线缆系统固定。

五、术后情况及转归

1. 嘱患者术后 2 周拄拐下地,6 周部分负重,3 个月完全负重。

2. 术后 3 个月内逐渐加强屈髋和外展功能练习。

3. 临床随访资料，术后 1 年，Harris 评分 97，无痛，步态基本正常。

术后即刻 X 线正位片及全长片见图 3-6-2。术后 4 个月复查正侧位 X 线片见图 3-6-3。术后 8 个月复查正侧位 X 线片见图 3-6-4。

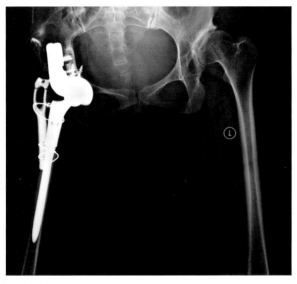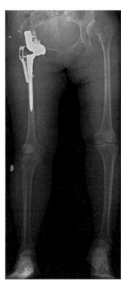

图 3-6-2　术后即刻 X 线正位片及全长片

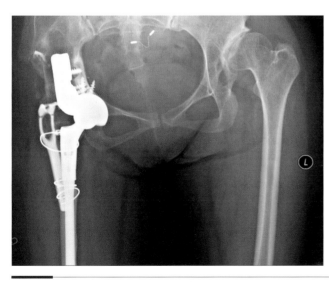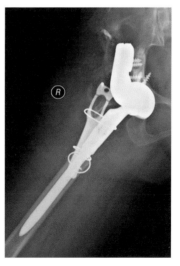

图 3-6-3　术后 4 个月正侧位 X 线片

六、总结思考

1. 为什么会出现如此严重骨溶解？

骨溶解的出现，在本病例当然与聚乙烯磨损有关，这一点已为 X 线所见及术中所见所证实。但对骨溶解的成因不应局限于聚乙烯磨屑的效应，还应关注金属离子在骨溶解成因中的作用。金属头的材料是

3

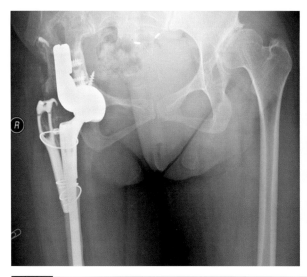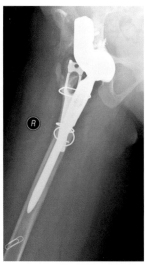

图 3-6-4 术后 8 个月正侧位 X 线片

钴铬合金,其磨穿聚乙烯后与钛合金外杯之间发生摩擦,可引起大量钴、铬、钛离子的释放。钴、铬离子浓度在局部浓度升高可以引起骨溶解,也已为诸多研究所证实。

2. 为什么会在短期内造成严重磨损?

①患者因素:年轻,生活方式活跃,对侧髋关节亦有发育不良继发重度关节炎导致长期以来术侧负重过多;②假体因素:外杯小,聚乙烯薄,普通聚乙烯耐磨损性能差,金属球头,旋转中心显著上移外移、股骨侧 offset 小、外展肌力臂小,导致关节内应力(joint reaction force,JRF)激增。

不同的机制都可以导致股骨头在聚乙烯内衬内向上内方移位。术后早期的上内移位多为聚乙烯在股骨头应力作用下的蠕变所引起。中后期的内上方移位多为聚乙烯磨损所致。但聚乙烯的磨损也有不同的类型,纯粹关节面摩擦所致的磨损,常产生微小的颗粒,更具生物活性,更易导致骨溶解。边缘负荷(edge loading)导致的聚乙烯破坏更显著,常导致裂隙和斑片状剥脱(delamination),但产生的碎片较大(术中手术野内,常在红色组织中看见凝固的蜡烛油样的半透明斑片,即为剥脱的聚乙烯),这种由边缘高负荷或撞击造成的斑片样聚乙烯碎屑,生物活性较低,不易导致骨溶解。取出的假体也显示本髋聚乙烯内衬上内方已经磨穿,但外上边缘并未见 edge loading 所致的聚乙烯边缘破坏。这与本髋相应的力学环境也较吻合。激增的关节内应力,导致股骨头聚乙烯内上之间严重的刮擦磨损,而由于髋臼的整体外展前倾角较理想,因此,并无显著的边缘负荷(edge loading)带来的聚乙烯内衬边缘损坏。

3. 分析思考髋关节失败的原因,从更开阔的视角审视髋关节置换术,这是激发每一个术者做翻修手术的主要动力。

(黄 勇 郭盛杰)

病例 7

一、病例摘要

【病史】女性,66 岁,右侧全髋关节置换术后 16 年,疼痛伴活动受限半年余。

【查体】右髋关节短缩畸形,约 3cm,可见切口瘢痕,无关节红肿及窦道,皮温不高,右髋关节腹股沟区压痛(+),纵向叩击痛(+),严重活动受限。

右侧"4"字征(+),右侧 Thomas 征(+),右侧 Trendelenburg 征(+),Allis 征(+),左侧 Ober 征(−),双下肢未见水肿,无感觉减退,双侧足背动脉搏动可触及。

【实验室检查】血常规、ESR、CRP 等实验室检查指标无异常。

【影像学资料】术前 X 线片(图 3-7-1),可见患者髂骨与坐骨严重的皂泡样膨胀性骨溶解。

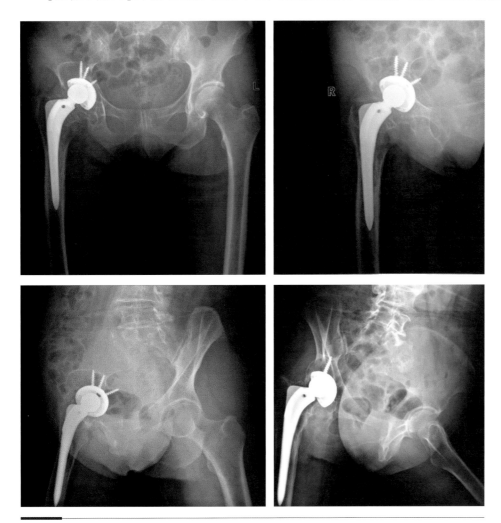

图 3-7-1　术前 X 线片

3

二、病例分析

该臼杯没有移位,可能因为有一两点骨长上了,螺钉也有机械固定,但是臼杯周围有严重骨溶解和可能的骨盆不连续,这两点并不矛盾,臼杯没有移位并不代表骨溶解不严重。臼杯是否移位,对判断是否是Paprosky Ⅲ型骨缺损也不那么重要。臼杯上方透亮区,不是线性,而是膨胀性吹气球样改变,髂骨里面溶解到臼杯上缘 2.5cm 甚至 3cm 位置,已经到达真假骨盆交界处。即使臼杯没有明显移位,但是在其上方,骨溶解范围非常大,因此仍然还是 Paprosky ⅢB 型骨缺损。臼杯上方靠后,下方坐骨支里面都有非常大的骨溶解,不能天真地推测后方骨质没有受累,一定要考虑到后柱连续性可能已经中断。

从斜位片看,后柱可能已经不行了,髂耻线、髂坐线似乎就是薄薄的一层皮质,尽管看到变形迂曲的完整致密影,但本质是一片柔软的菲薄的残留的皮质骨,骨质和骨量都不行,既不能提供生物学骨长入,机械学上也不是提供稳定的支撑固定(non-supportive)。

三、手术计划

对这样的病例,不要被致密皮质骨影欺骗,可以认为后柱已经失效。后上方没有骨量支撑,需要支撑点,由于扶拱型金属垫块不但可以建立上方支撑点,其几何外形还有部分的后柱重建功能,所以要用扶拱型金属垫块重建后上方,需要一个足够高度够到上方相对有生物学活力和机械支撑的髂骨,这其实就是延伸固定(extended fixation)的一种;如果只在扶拱型垫块(butress augment)的深层加上碟型内壁金属垫块(restriction),不足以重建骨量,因此我们在扶拱型垫块深层放置斜坡型金属垫块(slope augment),对碟型内壁金属垫块和斜坡型金属垫块的外形不要有太多讲究;另外,这个患者使用的是臼杯+非高交联聚乙烯,髋关节生物力学并不好,这款假体经过多年使用,比较多的患者假体周围都有骨溶解。

为什么不打算取柄?假体柄周围有点焊(spot welding),有骨整合发生,没有雨刷征,没有冠状面移位和下沉,柄没有松动,这个柄从历史随访角度看固定效果不错。当然取柄也有好处,比如方便显露髋臼,调整髋关节生物学参数,肢体长度、前倾角、偏心距等。如果取,一定要速战速决,如果用时 10 分钟取不出来,立刻选择做大粗隆延长截骨(ETO)。

对于臼杯周围小范围的骨溶解,臼杯固定良好,也有文献报道可以不取臼杯,直接在臼杯周围开窗,清理骨溶解区,植骨或者放置金属垫块。对于该患者,骨溶解严重,必须得翻修臼杯。

四、手术过程及术中所见

术中碟型多孔钽金属垫块打磨(trim),使其形状更适合坐骨支骨缺损,打入坐骨支,建立后下方稳定支撑固定点,上方采用扶拱型垫块重建支撑固定点,同时在扶拱型垫块深部放 3 个橘瓣型垫块,内壁采用碟型和垫块重建。

臼杯放置外展角较小,聚乙烯内衬放置进去时,有点把碟型内壁垫块撑开了,但碟型内壁垫块与臼杯之间还是依靠骨水泥连接的。

右侧术后即刻 X 线片(图 3-7-2)可见髋关节旋转中心位置重建良好。

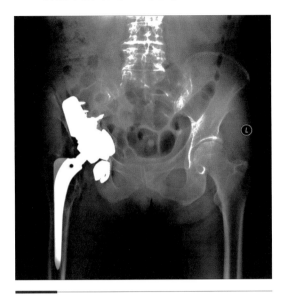

图 3-7-2　术后即刻 X 线片

五、术后转归

术后 2.6 年随访中,患者完全无疼痛感,非常满意,断层造影提示,骨长入非常好。

右侧翻修术后 3 个月 X 线片(图 3-7-3)可见右侧假体固定良好,侧位可见碟型垫块被打掉一小块,使其更适合坐骨骨缺损。乍一看似乎碟型垫块与臼杯无接触,其实碟型垫块与臼杯之间采用骨水泥连接固定,能起到支撑固定作用。

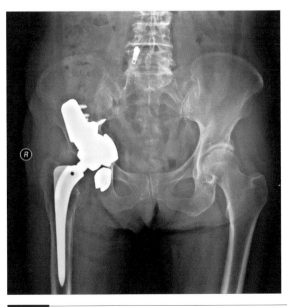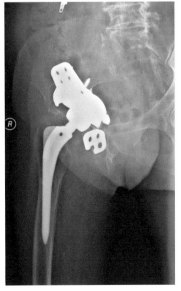

图 3-7-3　术后 3 个月 X 线片

术后 8 个月右侧髋关节断层造影片(图 3-7-4)显示上方扶拱型垫块和下方碟型垫块周围可见放射状的骨小梁(白色箭头)和多孔金属表面连接,这就是典型的骨长入征象(点焊,spot welds),假体获得了长期的生物学固定。

翻修术后 2.6 年,可见双侧假体固定良好,术后 2.6 年 X 线片见图 3-7-5。

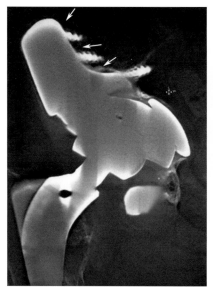
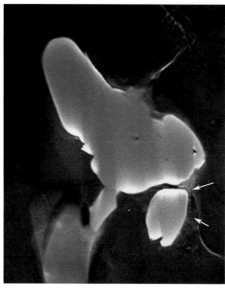

图 3-7-4　术后 8 个月右侧髋关节断层造影片

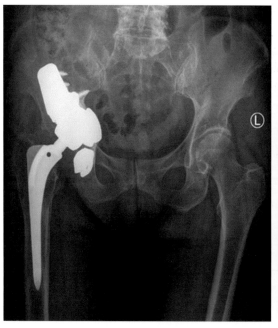
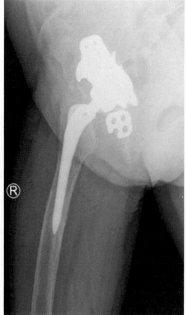
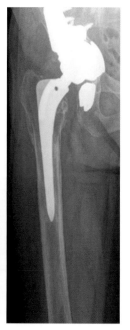

图 3-7-5　术后 2.6 年 X 线片

(黄　勇　郭盛杰)

3

病例 8

一、病例摘要

【病史】男性,56 岁,左侧髋关节置换术后 25 年,疼痛 2 年,既往无特殊病史。

【查体】患者跛行入病房,骨盆无倾斜,左侧髋关节短缩、屈曲畸形,可见切口瘢痕,无关节红肿,左侧髋关节腹股沟区压痛(+),纵向叩击痛(+),明显活动受限,左侧"4"字征(+),左侧 Thomas 征(+),左侧 Trendelenburg 征(+),Allis 征(+)。

【实验室检查】血常规、ESR、CRP 无明显异常。

【影像学资料】术前 X 线片及 CT 见图 3-8-1 及图 3-8-2。

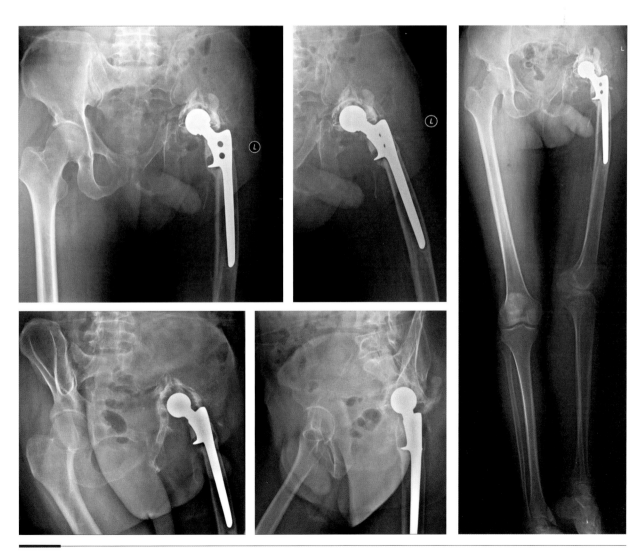

图 3-8-1 术前 X 线片

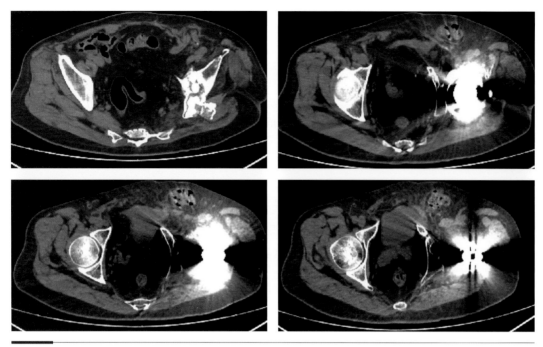

图 3-8-2　术前 CT 平扫

二、病例分析及术前计划

1. 阅片讲解

（1）从正位片和斜位片来看，髋臼侧出现横断，有骨折线，上下节段不连续，下方节段有相对的旋转，两侧闭孔是不对称的。坐骨支缺损较多，髂坐线连续性不存在，推测假体已经突破到内壁。斜位片可见坐骨位和髂骨位的前后柱也已经不连续。因此可以判断，该患者出现了骨盆不连续的问题。根据"圈 - 点 - 柱"理论，该患者有可能前柱和后柱情况较差，在重建时应该充分考虑到骨盆不连续以及如何提高髋臼侧的初始稳定性。股骨侧可见大粗隆消失，推测臀中肌可能有损伤。

（2）从下肢全长片来看，患侧膝关节比对侧膝关节明显上移，说明有患侧下肢短缩，并且程度较为严重。另外，下肢处于固定外旋位，关节明显有僵硬。可以推测患者的大小粗隆有明显的问题。另外，要在冠状位进一步评估患者是否有畸形，结合患者目前骨皮质情况不佳，需要考虑如何显露关节。

2. 重建策略

（1）通过术前正侧位 X 线片，可推测患者经历过不止一次的手术，本次翻修手术的难度较大，建议住院医师首先要详细询问患者的病史和就诊经历。从影像学表现来看，患者如此严重的骨质破坏应不仅仅发生在两年内。其次，要评估患者一般状况，既往史有无特殊情况，判断患者目前的身体状况是否允许开展翻修手术。从查体角度，结合影像学判断患者的大粗隆溶解、臀肌损伤可能，即使做不了外展动作，也需要让患者进行屈髋、外伸等动作，判断肌力情况，肌肉是否有收缩以及关节活动度问题。

（2）如果通过综合评估和查体判断患者条件允许进行翻修手术，则需要具体分析髋臼侧和股骨侧情况。

1）髋臼侧有明显的骨盆不连续，注意是否有骨盆不连续会影响手术的操作。如果难以判断髋臼侧三维形状，可3D打印骨盆模型，根据模型和"圈-点-柱"理论来设计重建方式。特别提示，如果判断不清楚骨盆和髋臼侧的情况，尽量不要贸然上台手术操作，因为术中情况极有可能比想象中更加复杂。应考虑是否需要大粗隆延长截骨（ETO）。

2）股骨侧有明显柄松动，需着重观察局部X线片和全长片的骨质形态。如果冠状位可观察到畸形，需要考虑近端截骨。该患者大粗隆消失，即使摸到臀中肌有收缩，也要加强外展肌力。如果长期外展肌力不足，会对假体产生影响。

三、手术过程及术中所见

1. 左髋改良Gibson入路，逐层切开，显露关节。未见明显脓液、坏死等感染表现，髋臼假体松动，股骨假体已松动。

2. 顺利取出髋臼及股骨假体，见髋臼侧严重骨缺损伴骨盆横断，外上方、后上方、后下方结构性骨缺损。切除髋臼瘢痕组织，清理卵圆窝，锉磨髋臼至66mm大小。

3. 髋臼外上方安放扶拱型金属垫块，后下方安放斜坡型金属垫块，植入66mm非水泥型髋臼假体，臼杯与垫块之间采用水泥固定。外展角40°，前倾角20°，3枚螺钉固定。

4. 股骨扩髓，植入远端Wagnar型假体（16/225mm）近端19号+30mm股骨假体。安装5号+36mm陶瓷股骨头假体。复位，关节活动满意，冲洗并逐层缝合。

四、术后情况以及转归

1. 术后康复　秉持"早活动，晚负重"原则，让患者尽早活动髋关节、挂拐下地，预防术后并发症、提高康复信心。可要求患者买体重秤，用足尖轻踩，体会10kg、20kg负重的概念。一般情况下，术后第1个月可要求患者脚尖着地、脚后跟悬空，努力维持10~15kg重量。第2个月可要求患者将脚掌放平，努力维持20~25kg重量。尽管这样的康复医嘱较为粗略，但是康复效果强于直接让患者挂拐。

2. 术后影像学资料　通过术后影像学，可以更加清楚看到患者骨盆明显横断，因此术中在髋臼上方及下方都放了垫块、固定螺钉，股骨侧也截开。该患者出现下肢外旋可能是因为长期体位造成，从步态来看是没有解剖性异常，有一定程度臀肌步态。因此，术中并未对臀中肌进行特殊处理。如果臀中肌和股外侧肌之间软组织的连续性完好，术中则不需要做特殊处理。髋关节浅深两层袖套足以提供可靠的张力。

术后3天X线片见图3-8-3。术后1年复查X线片见图3-8-4，术后1年断层造影见图3-8-5。

断层提示翻修效果良好，如果用弧形骨刀，需要关注钉孔周围骨整合情况。该患者术后断层提示，若想要取得更好的固定效果，螺钉是一种可靠的选择。

3

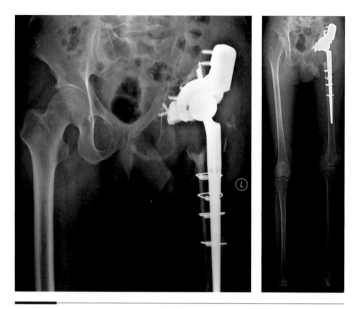

图 3-8-3　术后 3 天 X 线片

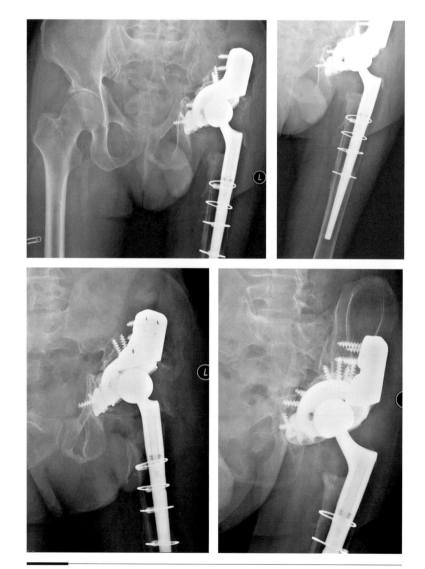

图 3-8-4　术后 1 年 X 线片

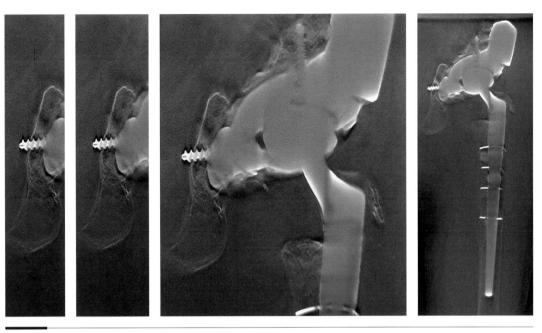

图 3-8-5　术后 1 年断层造影

五、总结思考

该患者的术前影像学资料给人第一感觉是"非常棘手"。然而,作为一名合格的骨科医师,不能被这样的片子吓住。虽然该患者存在骨盆横断、大粗隆消失,但并非无法处理。诚然,我们在术中肯定会遇到各种风险与不确定性。面对诸多手术风险,医师团队需和患者及家属进行详细探讨:是否有其他医师或医疗机构有更好的处理方案? 我们面对诸多风险,有没有后续解决方案? 患者对于上述风险是否理解和接受?

（黄　勇　邵宏翊）

Notebook of Revision Total Hip Arthroplasty

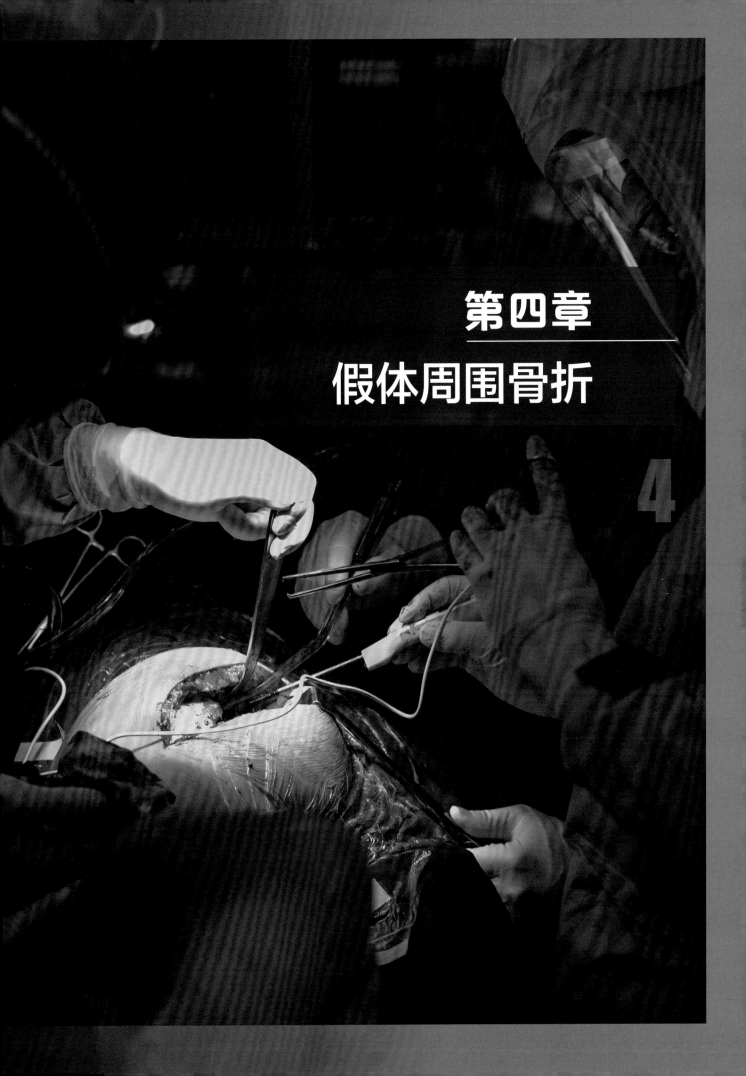

第四章

假体周围骨折

4

人工全髋关节置换术后股骨假体周围骨折（periprosthetic femoral fracture，PFF）是髋关节置换术后最严重且较为常见的并发症之一。随着生物型人工髋关节的应用推广及患者的预期寿命延长，假体周围骨折发生数量近年来呈上升趋势。

一、流行病学

绝大部分假体周围骨折发生于股骨侧，较少发生在髋臼侧。Meek 等在 2011 年的报道是迄今为止样本量最大的回顾性队列研究，在 52 136 名接受初次髋关节置换患者中，术后 10 年假体周围骨折发生率为 1.7%，8 726 名髋关节翻修患者中，假体周围骨折发生率为 6.2%。其中，初次置换患者术后骨折发生率与时间基本呈线性关系，髋关节翻修患者术后 2 年内以及术后 5~10 年间假体周围骨折发生率较高。假体周围骨折是髋关节假体翻修术的较常见原因之一。

二、危险因素

女性、高龄、翻修手术、肥胖、骨代谢疾病等是最常提及的假体周围骨折危险因素。初次置换术前诊断炎性关节病患者更易发生术后假体周围骨折。初次置换原因为股骨颈骨折也是危险因素，因为患者可能合并骨质疏松，或自身存在多种合并症，跌倒风险较高；术前诊断骨关节炎则为术后假体周围骨折的保护性因素。

在假体选择方面，使用非水泥型髋关节假体术后假体周围骨折发生率总体更高。与患者置换术后股骨假体周围骨质情况相关危险的因素包括股骨柄无菌性松动、聚乙烯碎屑生物炎性反应导致的骨溶解、股骨形态等。经历过髋关节翻修手术的患者发生假体周围骨折的风险远高于初次置换的患者。

三、诊断与评估

髋关节正侧位 X 线片是诊断假体周围骨折的重要检查，对判断骨折部位、分型、假体稳定性、股骨假体周围骨质情况以及髋臼假体是否松动均起到重要作用。然而，约 20%~47% 的松动假体在 X 线片上不能发现；CT 相比 X 线片可更准确判断假体稳定性，但受到金属植入物伪影影响较大；近年来，断层造影技术（tomosynthesis）逐渐应用于人工关节领域，可观察非水泥假体生物涂层的骨整合程度，是目前判断假体松动最有效的影像学检查手段,同样适用于假体周围骨折,特别是对术前 X 线片难以判断假体稳定性的病例。另一方面,需详细询问患者病史,如果在骨折发生前已出现髋关节疼痛,提示很有可能已经发生松动。

四、分型

早年间,假体周围骨折通常采用 Johansson 分型和 AAOS 分型,对临床治疗指导意义不大。1996 年,Duncan 等提出的 Vancouver 分型,是假体周围骨折目前临床应用最为广泛的分型。其他分型目前应用较少。

Vancouver A 型骨折发生在股骨近端转子区域,分为大转子周围骨折(Vancouver AG)和小转子周围骨折(Vancouver AL)。B 型骨折发生于假体周围或略低于股骨假体远端,为临床最常见的类型,根据假体固定程度与骨量分为 B1 型(假体固定良好)、B2 型(假体松动,骨量良好)和 B3 型(假体松动,伴有严重骨量丢失)。Vancouver C 型骨折发生在股骨假体远端,假体通常稳定,没有明显骨量丢失。随后,该分型的作者在 2014 年提出通用分型系统(unified classified system,称 UCS 分型),与 Vancouver 分型原则几乎完全一致,加入了髋、膝假体间骨折作为 D 型,详见附录 2。

五、治疗原则

1. A 型

(1)AG(A1)型:通常认为,骨折移位小于 2cm 可尝试非手术治疗,负重保护下地或佩戴外展支具 6~8 周便可获得较好效果。移位的 AG 型骨折通常需要手术治疗,可选择钢丝捆扎、线缆、螺钉或大转子爪钢板。

(2)AL(A2)型:真正的 AL 型骨折相对少见,通常为撕脱骨折。事实上,发生在股骨小转子而不涉及假体柄的骨折非常少见,临床上大部分发生在小转子的骨折都会侵犯到假体柄,实际上属于 Vancouver B 型骨折。如果仅保守治疗或单纯捆扎处理,易造成假体潜在不稳定,若合并假体松动,需要翻修股骨假体。

2. B 型　B 型骨折为临床最常见的分型,约占 70% 以上。保守治疗效果不确切,大部分仅适用于无法耐受手术的患者,绝大部分 B 型骨折都需要手术治疗。

(1)B1 型:B1 型骨折的处理基本原则是在准确判断股骨假体稳定性的前提下,进行切开复位内固定(open reduction and internal fixation,ORIF),可选择线缆 - 钢板系统、锁定加压钢板、髓内钉、常规动力加压钢板、记忆合金环抱器、钢丝捆扎或捆绑带固定等,以前两者最常见。钢板末端超过两倍股骨直径距离是骨折愈合的关键,否则造成应力集中区,易再次骨折。过度剥离软组织、破坏骨折端血运也会影响骨折愈合。若采用螺钉进行内固定,钢板远端至少固定 8 层皮质,近端至少固定 4 层皮质。骨折端旷置 3~4 枚螺钉孔可以有效增加钢板"工作长度"。

B1 型骨折术后失败率高于其他分型,最重要原因是固定方式单一以及对假体稳定性的错误判断。Lindhal 等分析了 1 049 名假体周围骨折患者,发现术前诊断 B1 型骨折是导致失败的极显著危险因素,并且建议术者将所有 B 型假体周围骨折都被假设为股骨柄已经松动,除非术中能够证明假体稳定。

笔者认为,对某些 B1 型骨折而言,尽管假体稳定,但单纯的内固定术可能会导致固定失败,长柄翻修术可能是更好的选择,特别是发生在假体柄尖端的横行或短斜行骨折。然而,以上观点仍存在一定争议。

(2)B2、B3 型:B2、B3 型骨折都伴有股骨柄松动,尽管有学者认为部分病例可采取切开复位内固定术,但大多需使用长柄进行翻修,同时注意髋臼侧假体是否松动。翻修时注意控制手术时间,尽可能实现损伤控制(damage control)。如果假体柄取出困难,可沿骨折线进行大粗隆延长截骨(extended trochanteric osteotomy,ETO)。生物型长柄翻修治疗假体周围骨折效果优于骨水泥柄,后者仅适用于年老体弱、预期寿命短的患者。在非水泥柄中,有许多类型的翻修假体可供选择,如圆柱形全涂层远端固定长柄假体,非组配锥形带脊钛柄、组配式翻修假体等。其中,组配式假体具备不同型号的远端近端组件,在假体周围骨折翻修术中获得较好疗效。

B3 型骨折处理原则基本与 B2 型相同,但由于骨缺损较大,有时需恢复骨量,可通过打压植骨、异体皮质骨板、人工骨、异体骨 - 假体复合物(allograft prosthesis composite,APC)或股骨近端置换等方式来实现。然而,感染是植骨不可回避的问题。历经近百例假体周围骨折翻修术,笔者认为,对大部分 B2、B3 型骨折而言,仅需组配式假体翻修、不需要植骨就可获得较好疗效。

3. C 型 临床较为少见,通常假体稳定,可按照普通股骨远端骨折的处理原则,选择钢板、环扎术或逆行髓内钉进行固定,临床最常使用螺钉 - 钢板系统或线缆 - 钢板系统。

4. UCS D 型 处理较为复杂,尤其是带有延长杆膝关节假体或股骨假体松动的病例。若膝关节假体带有延长杆,髋、膝关节假体稳定,推荐采用长锁定钢板进行内固定。若骨折发生在髋关节假体与带有延长杆的膝关节假体间,且伴随假体松动或骨量较差,处理则较为困难,有时需要定制特殊型号肿瘤假体或延长柄连接杆。

由于假体周围骨折患者常伴随多种合并症,手术方式复杂,因此总体死亡率、再手术率偏高。大部分死亡原因并非手术本身;再手术率高,主要原因包括无菌性松动、再骨折、脱位、不愈合、感染或多重因素,多数在术后 2 年内发生。骨折通常可获得高达 75%~100% 的愈合率,但大部分无法恢复骨折前的髋关节功能。总之,作为人工髋关节置换术后最严重且越发常见的失败模式,假体周围骨折在当今仍然是一个较大的挑战。

(郑汉龙　郭盛杰)

参考文献

[1] MEEK RMD, NORWOOD T, SMITH R, et al. The risk of peri-prosthetic fracture after primary and revision total hip and knee replacement [J]. J Bone Joint Surg Br, 2011, 93-B (1): 96-101.

[2] LINDAHL H, MALCHAU H, HERBERTS P, et al. Periprosthetic femoral fractures classification and demographics of 1049 periprosthetic femoral fractures from the Swedish national hip arthroplasty register [J]. J Arthroplasty, 2005, 20 (7): 857-865.

[3] EHLINGER M, DELAUNAY C, KAROUBI M, et al. Revision of primary total hip arthroplasty for peri-prosthetic fracture: A prospective epidemiological study of 249 consecutive cases in France [J]. Orthop Traumatol Surge

Res, 2014, 100 (6): 657-662.

［4］ PHILLIPS JR, MORAN CG, MANKTELOW AR. Periprosthetic fractures around hip hemiarthroplasty performed for hip fracture [J]. Injury, 2013, 44 (6): 757-762.

［5］ FÜCHTMEIER B, GALLER M, MÜLLER F. Mid-Term results of 121 periprosthetic femoral fractures: increased failure and mortality within but not after one postoperative year [J]. J Arthroplasty, 2015, 30 (4): 669-674.

［6］ MARSLAND D, MEARS SC. A review of periprosthetic femoral fractures associated with total hip arthroplasty [J]. Geriatr Orthop Surg Rehabil. 2012, 3 (3): 107-120.

［7］ BARENIUS B, INNGUL C, ALAGIC Z, et al. A randomized controlled trial of cemented versus cementless arthroplasty in patients with a displaced femoral neck fracture: a four-year follow-up [J]. Bone Joint J, 2018, 100-B (8): 1087-1093.

［8］ LAMB JN, BAETZ J, MESSER-HANNEMANN P, et al. A calcar collar is protective against early periprosthetic femoral fracture around cementless femoral components in primary total hip arthroplasty: a registry study with biomechanical validation [J]. Bone Joint J, 2019, 101-B (7): 779-786.

［9］ BIGART K C, NAHHAS C R, BA G P R, et al. Does Femoral Morphology Predict the Risk of Periprosthetic Fracture After Cementless Total Hip Arthroplasty？ [J]. J Arthroplasty, 2020, 35 (6): 359-363.

［10］ DUNCAN CP, MASRI BA. Fractures of the femur after hip replacement [J]. Instr Course Lect. 1995, 44 (44): 293-304.

［11］ KARAM J, CAMPBELL P, DESAI S, et al. Periprosthetic proximal femoral fractures in cemented and uncemented stems according to Vancouver classification: observation of a new fracture pattern [J]. J Orthop Surg Res, 2020, 15: 100.

［12］ LEE YK, KIM JT, KIM KC, et al. Conservative treatment for minimally displaced type B periprosthetic femoral fractures [J]. J Arthroplasty, 2017, 32 (11): 3529-3532.

［13］ BUTTARO MA, FARFALLI G, PAREDES NÚÑEZ M, et al. Locking compression plate fixation of Vancouver type-B1 periprosthetic femoral fractures [J]. J Bone Joint Surg Am, 2007, 89-A (9): 1964-1969.

［14］ SMITHAM PJ, CARBONE TA, BOLAM SM, et al. Vancouver B2 peri-prosthetic fractures in cemented femoral implants can be treated with open reduction and internal fixation alone without revision [J]. J Arthroplasty, 2019, 34 (7): 1430-1434.

［15］ ZHENG H, GU H, SHAO H, et al. Treatment and outcomes of Vancouver type B periprosthetic femoral fractures [J]. Bone Joint J, 2020, 102-B (3): 293-300.

［16］ PATEL NK, WHITTINGHAM-JONES P, ASTON WJ, et al. Custom-made cement-linked mega prostheses: a salvage solution for complex periprosthetic femoral fractures [J]. J Arthroplasty, 2014, 29 (1): 204-209.

［17］ ZHENG L, LEE WY, HWANG DS, et al. Could patient Underwent surgical treatment for periprosthetic femoral fracture after hip arthroplasty return to their status before trauma？ [J]. Hip Pelvis, 2016, 28 (2): 90-97.

病例 1

一、病例摘要

【病史】女性,57 岁,主诉"右髋关节外伤后疼痛伴活动受限 3 天"。患者 4 年前因股骨头坏死行右髋关节置换术,术后恢复好,3 天前骑车时摔伤,出现右髋关节疼痛伴活动受限,以"人工全髋关节假体周围骨折(右)"收入院。

【查体】平车推入病房,右髋关节呈短缩外旋畸形,大腿中段成角畸形,局部触痛(+),右下肢纵向叩击痛(+),右下肢活动不能。

【实验室检查】血常规、CRP 偏高,ESR 正常。

【影像学资料】术前 X 线片见图 4-1-1。

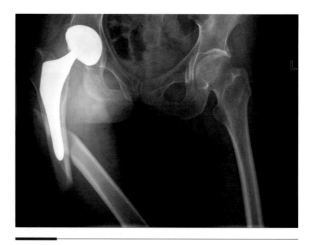

图 4-1-1　术前 X 线片

二、病例分析

1. 阅读右髋关节影像学检查资料

(1)原假体为 ABG Ⅱ,非骨水泥型髋臼假体和股骨假体均无明显移位,假体位置良好。

(2)股骨假体远端短斜型骨折。

(3)该假体周围骨折考虑 Vancouver B1 型。

2. 诊断　右髋关节置换术后假体周围骨折。

三、术前计划

1. 从影像学资料上看股骨假体无明显移位,应属于 B1 型骨折,术中探查如果假体稳定只需内固定即可。

2. 需要警惕的是,有时假体近端涂层周围骨折不容易被发现,如果存在,要视为 B2 型骨折处理,备上翻修柄。

四、手术情况

1. 术中探查假体远端短斜型骨折,干骺端皮质完整,假体稳定。

2. 骨折端复位后,使用长锁定加压钢板(locking compression plate,LCP)进行固定,近端大粗隆部位打入一枚螺钉,配合钢缆捆扎,远端采用单皮质、双皮质螺钉交替固定。

五、术后情况及转归

1. 术后 3 个月内拄拐辅助行走。

2. 术后 3 个月内逐渐加强髋关节屈曲和外展功能锻炼。

3. 术后复查资料

(1)术后 3 个月 X 线片见图 4-1-2。

(2)术后 2 年门诊复查,髋关节 Harris 评分 98。X 线片(图 4-1-3)提示,骨折愈合,假体稳定。

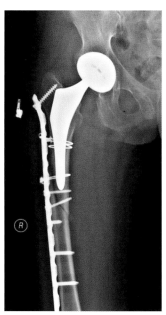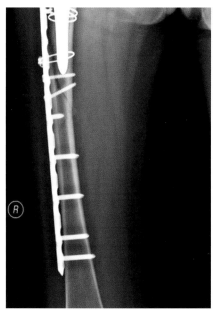

图 4-1-2　术后 3 个月 X 线片

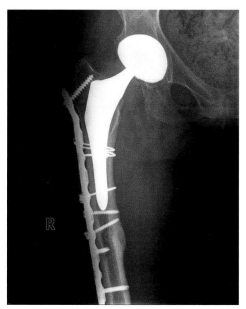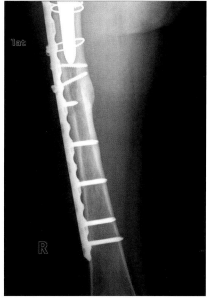

图 4-1-3　术后 2 年 X 线片

六、总结思考

1. B1 和 B2　对于假体周围骨折应该如何处理,一个最主要的影响因素就是股骨柄是否稳定。所以在确定 B1 型骨折时需要慎之又慎,对很多所谓的 B1 型骨折病例进行单纯内固定的效果并不理想(需要翻修),其中很重要的一个原因是把 B2 误判为了 B1。换言之,很多按照 B1 型骨折处理失败的病例实际上应该是 B2 型骨折。所以单纯依据术前的 X 线片并不完全可靠,术中仍要判断假体周围尤其是影响假体稳定性的涂层周围有无骨折,对假体的稳定性进行准确评估。

此外在某些情况下,即使术前术中确定为 B1 型骨折,仍需要按照 B2 型骨折进行处理(treat B1 as B2),使用翻修柄。大致需要综合考量如下几个因素做出决策:①患者的年龄以及身体状况如何;②原假体骨整合的部位(涂层部位)有无受到明显影响;③骨水泥假体的水泥鞘的完整性是否受到明显影响;④骨折的状况如何(短斜型、横行还是长斜型、长螺旋骨折),是否便于复位固定牢靠(有些粉碎性骨折难以获得良好的复位和以后坚固的骨重塑,容易在假体远端形成应力集中);⑤髋臼侧是否需要同时处理。

2. B1 型骨折的内固定 B1 型骨折的内固定是有讲究的,需要注意如下几点。

(1)于股骨外侧上钢板,板子长一些为好,可以使用 MIPO 技术(minimally invasive plate osteosynthesis technique),螺钉可以按照“远远近近”原则植入(靠近骨折部位的两端和远离骨折部位的两端)。

(2)对于短斜形或横行骨折,近端不能单用钢缆,因其抗旋能力较差,近端使用双皮质或单皮质螺钉可以极大提高固定的牢固程度。

(3)双平面固定更为牢靠,通常钢板放在股骨外侧,可以使用一枚异体骨板放置在前方或股骨内侧,骨折局部植骨有利于愈合。

(郭盛杰　郑汉龙)

病例 2

一、病历摘要

【病史】男性,28 岁,主诉“右髋关节置换术后 5 年,外伤后疼痛伴活动受限 10 天”。患者 5 年前因强直性脊柱炎累及双侧髋关节行双髋关节置换术,术后恢复可,10 天前跌倒后出现右髋关节疼痛伴活动受限,门诊以“全髋关节置换术后假体周围骨折(右)”收入院。

【查体】平车推入病房,右髋关节呈短缩外旋畸形,大腿中段成角畸形,局部触痛(+),右下肢活动困难,右足各趾活动感觉正常。

【实验室检查】血常规白细胞升高、CRP 升高。

【影像学资料】术前 X 线片见图 4-2-1。

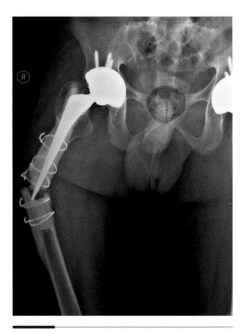

图 4-2-1 术前 X 线片

二、病例分析

1. 阅读右髋关节影像学检查资料

（1）原假体髋臼侧为非骨水泥型假体，位置良好，无松动迹象；股骨侧为骨水泥型，周围钢丝捆绑。

（2）水泥柄的远端发生近乎横行的骨折，水泥鞘已然不完整。

（3）按 Vancouver 分型，如果认为骨水泥柄稳定，可以归为 B1 型骨折，如果将柄以及骨水泥鞘视为一体，认为骨水泥鞘的不完整即相当于假体松动的话，可以归为 B2 型骨折。

2. 诊断　右髋关节置换术后假体周围骨折。

三、术前计划

1. 髋臼侧假体无松动迹象，不需特殊处理。

2. 无论该病例视为 B1 型还是 B2 型骨折，笔者计划处理上按照 B2 型骨折对待，翻修股骨柄。

四、手术情况

1. 显露骨折端，去除原捆扎钢丝，按术前计划行大粗隆延长截骨直至骨折端，仔细清理股骨近端髓腔内骨水泥，取出股骨柄。因取骨水泥比较困难，再者患者原本有严重骨质疏松，导致较为明显的骨缺损，股骨外侧大粗隆以下断裂。

2. 仔细清理骨折远端髓腔内骨水泥，植入 RM 组配式股骨假体，使用大粗隆爪板合并异体皮质骨板固定大粗隆以及骨折端，局部注入脱矿骨基质（demineralized bone matrix，DBM）。

术中所见见图 4-2-2。

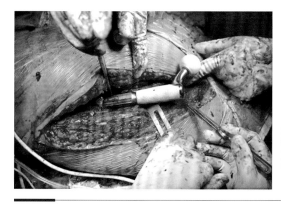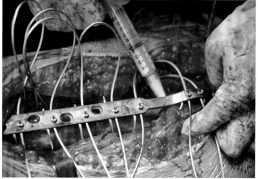

图 4-2-2　术中所见

五、术后情况及转归

1. 术后 3 个月内部分负重，挂拐辅助行走。

2. 手术 2 周后至 3 个月内逐渐加强髋关节屈曲和外展功能锻炼。

3. 术后复查资料

（1）术后即刻 X 线片见图 4-2-3。

（2）半年复查，骨折愈合，Harris 评分 76。术后半年 X 线片见图 4-2-4。

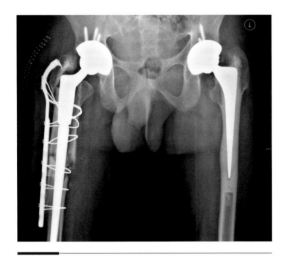

图 4-2-3 术后即刻 X 线片

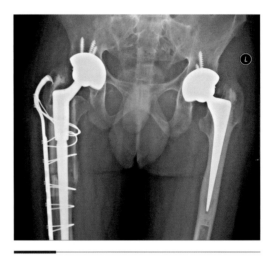

图 4-2-4 术后半年 X 线片

（3）术后 2 年复查，Harris 评分 93。骨折愈合，完全无痛，患者可进行中高强度体力劳动。假体稳定，未出现下沉、松动，周围骨量良好。术后 2 年 X 线片见图 4-2-5。

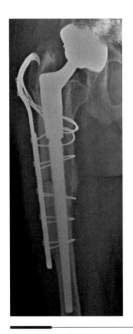
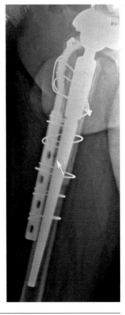

图 4-2-5 术后 2 年 X 线片

六、总结思考

1. 翻修柄与单纯内固定之间的抉择　术前如何选择手术方案,抛开分型先不说,不妨先罗列一下这两种方法各自的利与弊。

单纯复位内固定创伤小,不会造成额外的骨缺损,但其最主要的问题在于能否获得牢靠的固定以及假体能否长期有效生存。很明显,这是一个骨水泥柄的远端横行骨折,如果选择固定最好是联合长钢板和异体骨板一起使用,双平面固定,横行骨折抗旋能力差,骨折近端不能单用钢缆固定,但打入螺钉(单皮质或双皮质)会遭遇困难,明显骨质疏松,而且有很大可能会损伤骨水泥鞘,再加上骨水泥鞘远端已然受到破坏,假体的长期生存令人担忧,这是对于一个年轻患者而言不得不考虑的关键问题。此外,骨折部位髓腔内充满骨水泥,严重影响髓腔内血运,对后期的骨折愈合影响几何? 不清楚! 简而言之,如果选择内固定的方案,无论在固定的牢靠程度方面、后期的骨愈合方面抑或假体的长期生存方面,都存在较大的不确定性,而这些恰恰是手术成功最关键的目标所在。

选择翻修柄的方案无疑会造成比较大的手术创伤,而且会不可避免地导致医源性骨缺损,但这些在很大程度上是可以做到"损伤控制"(damage control)的。更为重要的是,使用翻修长柄尤其是远端带棘的股骨长柄,能够起到"中央脚手架"(scaffold technique)的作用,可以很好地控制这类短斜型或横行骨折的旋转稳定性,配合钢板和异体骨板能够获得牢靠固定。此外,翻修柄上优良的涂层可以使得术者有足够的信心期待后期的骨整合。

综上,权衡利弊,笔者决定选择翻修柄的方案,术中使用异体骨板和人工骨可以起到恢复骨量的作用,而术后的连续随访亦证明了选择该方案是比较适宜的。

2. "中央脚手架"技术(scaffold technique)　对于 B2、B3 型假体周围骨折,笔者越来越倾向于使用远端锥形带棘的组配柄,带棘可以很好地控制骨折端的旋转稳定性,这种髓内固定就好比建筑学上的脚手架,对于固定骨折尤其是短斜型或横行骨折,必要的情况下再配合钢缆、钢板或异体骨板,能够提供极好的牢靠程度,而且组配柄的近端部件可以根据宿主骨的具体情况选择合适的粗细和长短,后期可以发生很好的骨整合。

（郭盛杰　郑汉龙）

病例 3

一、病历摘要

【病史】男性,81 岁,主诉"左髋关节翻修术后 4 年,疼痛伴活动受限 6 个月"。患者 8 年前因股骨颈骨折行左侧人工全髋关节置换术,术后恢复可。4 年前无明显诱因出现左髋关节疼痛,与活动相关,于外院行左髋关节翻修术(具体不详),6 个月前无明显诱因出现左髋关节疼痛,逐渐加重伴活动受限,门诊以"人工全髋关节假体周围骨折(左)"收入院。

【查体】平车推入病房,左下肢短缩畸形,左臀部后外侧可见长切口瘢痕,无红肿,左大腿中部压痛(+),纵向叩击痛(+),严重活动受限。

【实验室检查】血常规正常,CRP、ESR 正常。

【影像学资料】术前 X 线片见图 4-3-1。

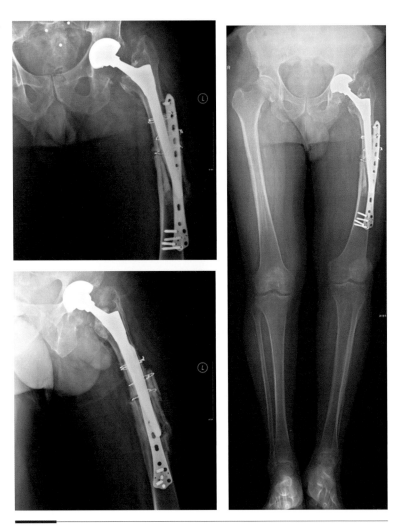

图 4-3-1 术前 X 线片

二、病例分析

1. 首先排除感染可能。

2. 阅读左髋关节影像学检查资料

(1)髋臼侧假体无明显松动迹象,亦未见明显偏心性磨损。

（2）股骨侧可见股骨柄明显下沉并且内翻移位，股骨近端内翻畸形，股骨中上段内侧可见骨折线，假体远端外侧可见骨折端，股骨外侧一枚钢板，以钢丝和螺钉辅助固定，近端的钢丝和螺钉有松动迹象。

（3）该假体周围骨折考虑 Vancouver B3 型。

3. 诊断　人工全髋关节假体周围骨折（左）。

三、术前计划

1. 髋臼侧假体无松动迹象，但位置角度不理想，考虑翻修。

2. 骨折近端可以直接劈开取假体；骨折比较靠远端，长斜型骨折，需要准备翻修长柄；要仔细处理骨折远端，充分保护峡部骨量。

四、手术情况

1. 原入路进入，充分显露髋关节及骨折端。

2. 去除外侧钢板、钢丝以及螺钉。

3. 劈开近端，可见原 Wagner 假体中远端裹有不少骨水泥，彻底取出。

4. 显露髋臼周围，取出原髋臼假体，安装 60mm 骨小梁金属臼杯以及 40mm 内衬。

5. 仔细显露骨折远端髓腔，开口部位亦发现有骨水泥填充，彻底清理髓腔内骨水泥和软组织，预捆一道钢缆。扩髓后植入 RM 远端 Φ21mm（长 235mm）带棘锥形长柄，测试后植入 Φ27mm（+30mm）近端部件，安装 40mm 双动头，复位。

6. 骨折端以及劈开的股骨近端以大粗隆抓板辅助钢缆固定。

术中所见及术后即刻 X 线片见图 4-3-2 及图 4-3-3。

五、术后情况及转归

1. 术后 3 个月内部分负重，挂拐辅助行走。

2. 手术 2 周后至 3 个月内逐渐加强髋关节屈曲和外展功能锻炼。

3. 术后复查资料

（1）在钢板、钛缆捆扎固定时，有一骨折块未被钩住而逃逸，早期康复过程中常诉大腿异响，后期恢复正常。

（2）术后 1.5 年电话随访，患者可在无支具保护下正常外出活动，步态正常，可骑自行车。完全无痛，下肢等长，髋关节 Harris 评分 89。

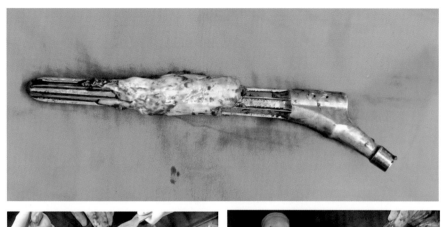

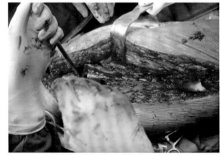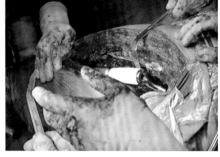

图 4-3-2 术中所见

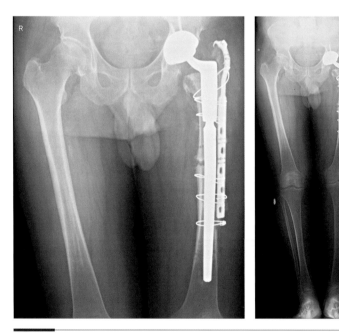

图 4-3-3 术后即刻 X 线片

六、总结思考

1. 反思 - 总结 - 提高 翻修手术给术者打开了另一个世界的窗户,可以有机会看到各种各样失败的病例以及各自不同的失败机制,总结经验教训,对提高个人的临床实践不无裨益。

（1）对于 B2、B3 型骨折，要充分理解 Scaffold 技术（中央脚手架技术）在稳定骨折方面的作用，其基本要求是选用带棘锥形长柄（wagner-type），非骨水泥型，植入远端髓腔时要跨过骨折端 5cm 或两个股骨干直径以上，与峡部至少 2cm 以上的股骨干部固定，根据情况辅助以钢缆、钢板或异体骨板进行固定。

（2）股骨柄上的纵形棘的作用：陷进髓腔壁，可以控制旋转稳定性；是非骨水泥型股骨柄，其骨整合的部位常发生于纵形棘的根部（与柄的主体部分连接的部位）。

2. 有效峡部 本病例为长斜型骨折，骨折最远端的峡部所剩无几，但实际上如果环周骨缺损未超过三分之一的话，对假体仍然是有环抱力的，所以本病例的所谓"有效峡部"对假体的固定还是有足够环抱力的，要仔细清理远端髓腔的异物避免造成额外的骨缺损，此外，骨折远端以钢缆预捆也是维持髓腔环抱力的必要步骤。

（周一新　郑汉龙）

病例 4

一、病历摘要

【病史】女性，80 岁，主诉"右侧人工髋关节翻修术后 12 年，外伤后疼痛伴活动受限 12 天"。患者 22 年前行右侧人工全髋关节置换术，12 年前因假体出现松动行右髋关节翻修术。12 天前在卫生间不慎摔倒后出现右髋关节疼痛，伴活动受限，门诊以"人工全髋关节假体周围骨折（右）"收入院。既往高血压 10 年，口服药物控制；长期慢性哮喘病史；桥本氏甲状腺炎，每日服用优甲乐；9 个月前行左侧人工全髋关节置换术。

【查体】平车推入病房，右髋关节短缩畸形，双臀部后外侧可见切口瘢痕，无红肿，右髋关节腹股沟区、大腿中部压痛（+），纵向叩击痛（+），严重活动受限。

【实验室检查】血常规：WBC 4.08×10^9/L，N 59.6%；CRP 42.6mg/L，HGB 96g/L；总蛋白 59.4g/L（参考：60~83），白蛋白 36.9g/L（参考：34~48）；T3 1.0nmol/L（参考范围：1.2~3.1）。

【影像学资料】术前 X 线片见图 4-4-1。

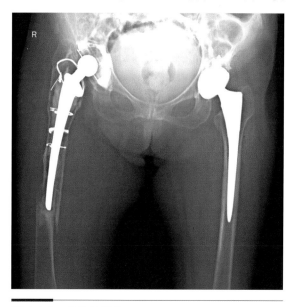

图 4-4-1　术前 X 线片

二、病例分析

1. 首先排除感染可能。

2. 阅读右髋关节影像学检查资料

(1)右髋关节上下均为骨水泥型假体。骨水泥臼杯未见明显移位,假体位置可,无明显偏心性磨损。

(2)股骨侧于假体远端部位清晰可见骨折线,短斜型螺旋骨折。

骨折近段髓腔内为一骨水泥柄填充,水泥鞘与周围皮质骨之间有完整透亮线,但水泥鞘表面不光滑与髓腔的凹凸相互交错,可见4道环扎钢丝,似乎都已陷进皮质骨内,皮质骨异常菲薄。

骨折远段整体上亦有明显骨质疏松,皮质菲薄,开口处似乎有少量骨水泥。

(3)该假体周围骨折考虑 Vancouver B3 型。

3. 诊断　右髋关节置换术后假体周围骨折。

三、术前计划

1. 患者高龄,体质差,内科合并症多,有 COPD 表现,所以术前积极调整机体状况,加强呼吸训练。

2. 髋臼侧　骨水泥和髋臼骨床之间有一定透亮线,但不能确定臼杯有无松动,臼杯并无明显偏心性磨损,所以考虑术中如果发现明显松动就翻掉,否则就不动臼杯,损伤控制(damage control)非常重要!

3. 股骨侧　骨折近段如果不劈开,要想顺利地取出股骨柄和骨水泥并进行随后的髓腔锉磨植入翻修柄并非易事,所以打算术中直接劈开骨折近段。骨折远段残留的峡部已然不算充裕,除了不能造成额外的副损伤外,可以在一定程度上"峡部成形"。

四、手术情况

1. 麻醉采用区域阻滞加低剂量全麻技术。

2. 切口延长至膝关节近端。纵向劈开骨折近段后顺利取出原假体,彻底清理髓腔内残留之骨水泥以及软组织。

3. 充分显露并清理骨折端。在骨折端以远5cm左右预捆钢缆,磨锉远端髓腔至20.5mm,打入21号RM柱形柄,在骨折端以远2cm处再捆扎一道钢缆。试模测试后植入23mm(+30mm)近端假体。

4. 适度外展内旋,将近端骨块合拢包裹股骨假体,维持臀中肌合适张力,使用大粗隆抓板以及钢板加钢缆固定骨折块(皮质菲薄,钢板同时有加强固定的作用,避免钢缆收紧时勒折股骨)。

术中所见见图 4-4-2。

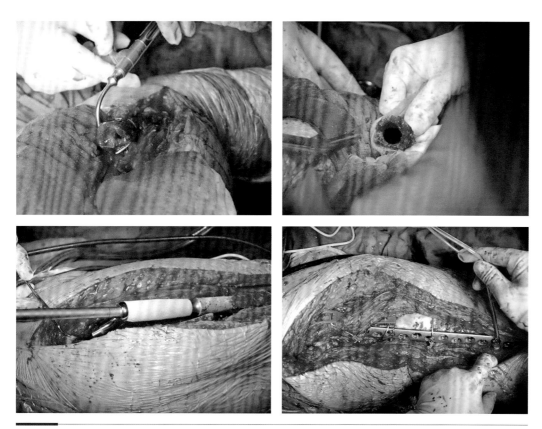

图 4-4-2 术中所见

五、术后情况及转归

1. 术后 2 周挂拐下地,2 周内平卧直腿抬高训练,6 个月内部分负重逐渐增加至完全。

2. 术后 3 个月内逐渐加强屈髋和外展功能练习。

3. 术后复查资料

(1)术后即刻 X 线片见图 4-4-3。

(2)术后 5 个月复查时,骨折愈合,行走能力正常,患肢 2.5mm 短缩,Harris 评分 78。

(3)术后 2 年 X 线片见图 4-4-4。

目前随访 3.5 年,Harris 评分 82,行走能力正常,假体无下沉。

六、总结思考

1. 损伤控制(damage control)——翻修手术的基本原则 翻修手术总是充满挑战,如何最大限度减少手术(包括麻醉)对患者机体的打击,需要术者针对每位患者的具体情况制定个体化的手术方案。对于本病例,患者高龄体差,应尽可能缩短手术时间,减少出血量,同时又达到稳定骨折,获得假体满意的初始稳定性,从而达到允许患者早期下地活动的目的。

4

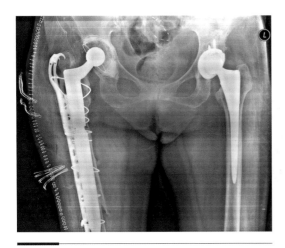

图 4-4-3 术后即刻 X 线片

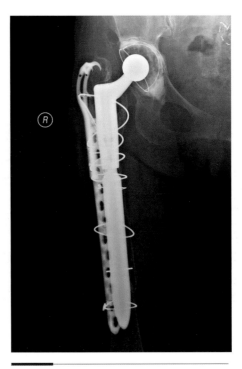

图 4-4-4 术后 2 年 X 线片

具体措施包括：

（1）保留髋臼：尽管术前 X 线片显示髋臼假体周围有一定透亮线，但透亮线并非完整且总体宽度在 2mm 以内，目前距离上次手术已有十余年，臼杯似乎无明显移位迹象，结合患者自述骨折前并无腹股沟区的疼痛，所以术前判断髋臼假体并未松动，术中探查亦证实了该判断，因而决定不取髋臼。

取髋臼假体以及随后的重建无疑会延长手术时间、增加出血量。

但同时跟患者沟通如果将来出现髋臼假体松动或髋关节不稳定等情况，需要进行髋臼侧翻修，也是一场风险相对可控的"局部战争"。

（2）采用"中央脚手架"（central scaffold）技术：首先在骨折远段建立压配和初始稳定，而后将劈开的近段包裹在假体周围进行固定。这种技术在损伤控制（damage control）上的优势是：

1）骨折远段显露充分，完全可以避免偏心性锉磨以及假体对线不良。

2）可以最大程度简化假体及骨水泥的取出，同时可最大程度避免进一步造成新的骨缺损。

3）有利于骨折的复位与固定，方便调整大粗隆的位置。

（3）采用"小全麻"技术：这一技术通过多重区域神经阻滞（腰丛、股神经、髂筋膜下等）加小剂量全麻得以完成，术中监测患者脑电活跃程度，从而达到尽可能减少全麻药物使用，减少心肺肝肾功能损害，降低围手术期并发症的目的。

2. 假体选择及峡部成形　股骨经多次手术后骨质菲薄，骨折线累及峡部，同时期待骨折近段经纵向劈开后，尤其是大粗隆部位与金属假体表面能有良好骨整合，所以选择 RM 柱形柄，假体远近端均有双喷涂层。

股骨远端经显露后,第一道预捆的钢缆距离骨折端较远(5cm 左右),然后锉磨髓腔,选择适当粗一点的柄,打入后预捆钢缆以近的股骨皮质会被撑开甚至有可能被撑裂,这是一种可预料而且可控的劈裂,柄打入后,在第一道预捆钢丝和骨折端之间再捆扎第二道钢缆(相距 3cm 左右),这种做法在一定程度上重建了峡部。

3. 遗憾

(1)限于手术当时国内尚没有长柄 RM 假体,因此即使采用了 +30mm 的近端组件,患肢仍有约 2.5cm 短缩。

(2)钢板下端与股骨柄下端过于接近,有一定应力集中的风险,如有机会会选择更长的钢板或更长的柄。

(周一新　郑汉龙)

病例 5

一、病例摘要

【病史】女性,45 岁,主诉"左髋关节假体周围骨折翻修术后 9 个月"。患者自幼双髋关节跛行,于 1979 年因"双髋关节脱位"行"切开复位"手术,具体内容不详,术后右髋复位良好,左髋失效;2 年前因左髋关节发育不良伴关节炎,于外院行左股骨近端截骨、髋关节置换手术,术后按计划康复治疗,9 个月前因外伤致左髋关节假体周围骨折,于外院行右髋关节置换术 + 左髋关节翻修术,术中更换股骨侧假体,并使用钢板固定骨折。患者手术后定期复查,显示骨折未愈合,行走困难。为进一步治疗到我院门诊就诊,门诊诊断为人工髋关节翻修术后假体松动(左),为进一步诊治门诊收入。既往体健。

【查体】跛行入病房,骨盆向左倾斜,左髋关节短缩畸形,双侧髋关节见前方及外侧切口瘢痕,无关节红肿,左髋关节腹股沟区、大粗隆区、大腿近端压痛(+),纵向叩击痛(+),无被动活动受限,左侧主动屈髋及外展不能。左下肢较右侧短缩约 2cm。

【实验室检查】血常规、CRP、ESR 正常。

【影像学资料】初次髋关节置换术前 X 线片见图 4-5-1。初次髋关节置换术后 X 线片见图 4-5-2。9 个月前假体周围骨折术前 X 线片见图 4-5-3。假体周围骨折第一次翻修术后 9 个月就诊时 X 线片见图 4-5-4。

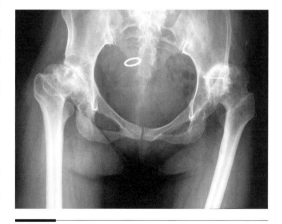

图 4-5-1　初次髋关节置换术前 X 线片

4

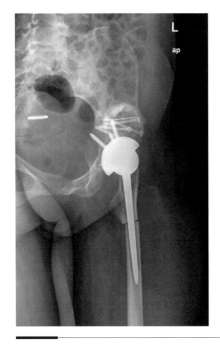
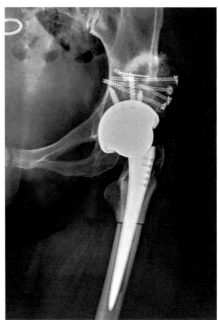

图 4-5-2　初次髋关节置换术后 X 线片

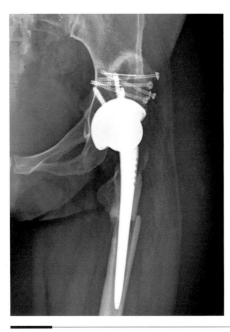
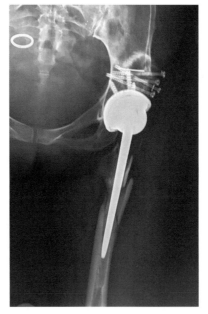

图 4-5-3　9 个月前假体周围骨折术前 X 线片

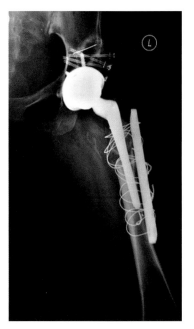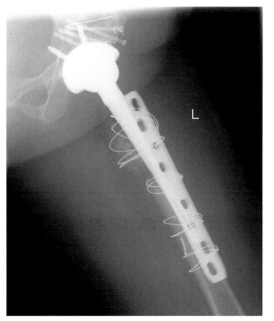
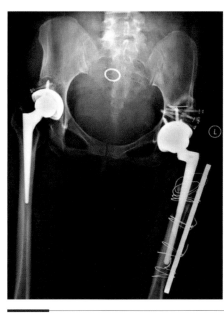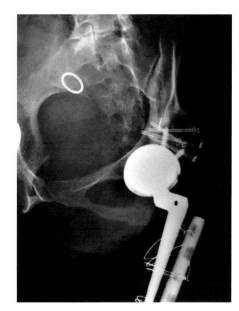

图 4-5-4　第一次翻修术后 9 个月 X 线片

二、病例分析

　　阅读患者就诊我院门诊时的 X 线片，给笔者脑海产生强烈的第一印象。首先要问自己，整个关节架构（construct）是不是稳定（mechanically sound）？显然不是。S-rom 假体似乎有移位，假体没有好的骨整合，骨折复位、固定都不满意。第二印象是 "damaged biology"（生物学严重受损）。从片子上看，这是个 "busy X-ray"（纷繁错乱的 X 线片）。辅助固定的钢板捆绑的钢丝过于密集，损害血运，影响骨折愈合。

遇到这样的病例,术者需要问自己:这是什么问题? 问题是怎么发生的? 如何解决?

观察假体股骨侧,柄没有好的匹配填充(fit and fill),在髓腔内有内翻。股骨柄显得过于"光溜",可能因为髓腔太细,装不进袖套。对比对侧股骨,患侧髓腔确实非常细,并且很有可能已经过度锉磨(over reamed)。再看髋臼侧,有一部分金属进入闭孔,旋转中心下移,很有可能造成软组织紧张,解决方案可能是做更多松解、在粗隆下更多截骨,然而,截骨远近端有可能造成更多的不匹配。

关于内固定,要考虑钢板的长度和钢丝捆绑的强度是否足够。显然,该病例上次翻修术后的初始稳定性不可靠,近端骨折、远端不压配,骨折线跨过得不够;近端失去环抱作用,没有用套筒(sleeve)或者锥体(cone),缺乏足够的擦配。锥形柄在髓腔里面起到骨折桥接作用,即使靠远端固定,从垂直角度来讲也缺乏防止股骨柄的下沉的机制。该假体柄表面没有骨整合,这也能解释柄为什么松动。

综上,该患者为何骨折不愈合,也就不难回答。骨折复位和固定都不好,髓内没有好的支架,没有涂层;内固定钢板长度、固定方式都欠妥,应按照 AO 原则采取创伤骨科的固定技术,将螺钉、锁定钉、钢缆、桥接板等综合使用。

等等,还有哪些不太显著的问题? 片子上不难看出,患侧股骨大粗隆消失,提示患者外展肌可能已经受到严重损害,术后可能发生脱位或者严重臀肌步态,翻修后行走能力严重损害。

我们不妨顺着时间线,分析该患者初次置换术后的 X 线片:股骨远端过度锉磨,能看到假体柄尖端附近明显台阶、假体周围透亮线。这几点很可能给术者造成假象,但事实是股骨远端很可能卡得不牢;股骨截骨线正好将柄的长度一分为二,但临床操作中最好将股骨柄远端的三分之二跨过截骨线,因为远端髓腔需要足够的稳定性。当然,矩形断面的柄卡在髓腔不能绝对匹配填充,但如果假体周围有透亮线,很难达到满意度初始稳定性。除此之外,如果有很短的股骨柄插在髓腔,并且外侧皮质由于过度锉磨而变得很薄弱,在薄弱点会产生应力集中点(stress riser),易造成骨折。

再回到该患者初次 THA 术前 X 线片:不难看出,患侧髋臼侧有假关节形成、软骨下骨硬化、大量骨赘形成。显影的钢针提示既往髋臼侧手术史,亦可推断患者的髋关节活动度很可能较差;该患者的真臼发育得不好,初次 THA 难度大。再看股骨侧,如何选择初次 THA 的柄也值得推敲。即使采用组配式的 S-rom 假体,有更多的弹性、更多选择,但远近端匹配并不容易实现。对此病例而言,股骨侧过度锉磨也许不可避免(当然,像本病例这样过于明显的多度锉磨还是应该避免的)。患者本身存在解剖问题,如果在初次 THA 选择一体股骨柄,相对于 S-rom、Wagner cone 等假体而言,会给手术带来更大的困难。

三、手术计划

首先,要不要翻修髋臼? 髋臼侧看起来固定良好,而且翻修股骨本身手术够大的了。然而,该患者的臼杯还是会给术者带来担忧:之前的植骨块并没有形成良好的愈合,将来有可能碎裂;臼杯受向外撬开的力量,在未来还是需要担忧。对外科医生而言,控制损伤(damage control)需要永远注意,不要追求过于完美的手术。综上,笔者决定暂不翻修髋臼。

本病例的难点在于股骨侧。

1. 股骨外侧皮质缺损，假体柄的远端处于倒置锥形的顶点，再远端的髓腔越来越宽。如果用 Wagner 型的柄形，无法形成初始稳定性，也无法控制下沉。Wagner 型柄对固定距离要求很高，需要有相当长的管状骨，而对该病例倒置三角形髓腔、峡部消失的股骨，固定很难实现；Wagner 型柄的骨整合能力不如擦配模式（scratch fit）的柱形柄。柱形柄对骨整合部位较短、髓腔够细的股骨来说，是个好的选择。

2. 骨折不止远端要固定，股骨近端也要形成中央脚手架式固定结构（central scaffold）。至于是否用钢板线缆系统，根据术中情况决定。

3. 该病例是粉碎性骨折，如何进行好的复位，如何拥有更好的生物学？钢板或许并不容易实现，无论是考虑对骨折块桥接还是保护骨折周围血运的角度。

4. 从患者历次影像学资料来看，股骨大粗隆显影一直不佳。如果大粗隆消失、臀中肌撕脱，如何重建？臀中肌和股外侧肌的连续性，可以用补片、人工肌腱等实现。当然，也要根据术中情况判断。

四、手术过程及术中所见

1. 左髋后外侧原改良 Gibson 入路，显露髋关节。取出股骨头，沿股骨干显露至钢板远端，取下捆扎钢丝及钢板，逆行取出原股骨假体。

2. 清理瘢痕组织，大粗隆消失，见原骨折未愈合。将近端纵行剖开，远端捆扎后使用高速磨钻、髓腔锉扩大至 11mm，冲洗髓腔，远端置入含抗生素人工骨，近端使用钛缆 1 根加强，植入 RM11 号股骨假体，近端连接 19+0 假体。

3. 扭转试验阴性。将原有骨块复位，见前方及外侧缺损，使用异体骨板加强覆盖，4 根钛缆捆扎固定，间隙置入脱矿骨基质（demineralized bone matrix，DBM）。安装 36mm-3 陶瓷（粉）股骨头假体。于异体骨板近端打孔，将臀中肌残留部分及臀大肌使用不可吸收缝合线固定。复位，逐层缝合，安返病房。

术中所见见图 4-5-5。

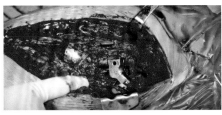
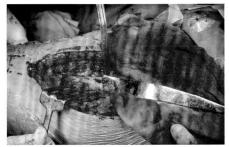
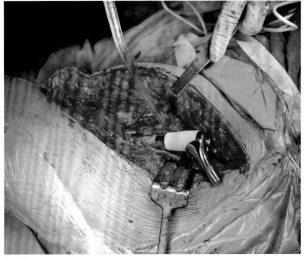

图 4-5-5　术中所见

五、术后情况及转归

术后即刻 X 线片见图 4-5-6。术后 2 年 X 线片见图 4-5-7。

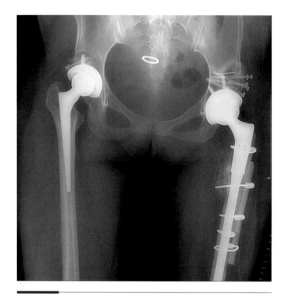

图 4-5-6　术后即刻 X 线片

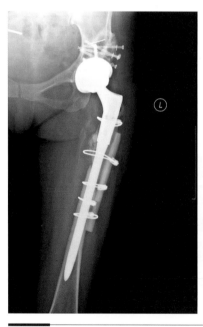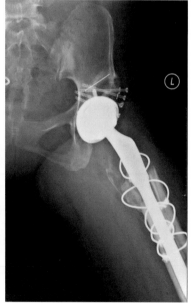

图 4-5-7　术后 2 年 X 线片

末次随访,患者髋关节完全无痛,有臀肌步态。

六、总结思考

对这样的假体周围骨折病例,术者要明确手术目的、分清优先级,在术前要有明确的预期和取舍判断。最理想的状态是,股骨远端、近端均有骨整合,近端远端骨折均愈合;退而求其次,是柄远端骨整合,近端骨也能整合到组配柄的表面,远近端骨折无愈合;再退一步,如果股骨远端有骨整合,近端骨整合,髋关节软组织袖套是好的,也能提供外展肌动力。但术者务必明确底线所在:柄的远端一定要在髓腔固定良好,否则一切无从谈起。

在实际手术操作中,术者对该病例选用了 RM 组配柄。扩髓前,预防性环扎近端股骨。选用异体皮质骨,多孔表面桥接,再将臀中肌用不可吸收缝合线缝到异体骨板的大粗隆位置,重建外旋肌群,没有使用补片。股骨远端残留骨皮质通过钛缆加压,贴到柄的表面。为了让皮质骨更好贴合,提前锉磨出沟槽。另外,脱矿骨基质(DBM)能够有效重建骨量,在本病例中亦采用。目前,该患者已随访近 3 年,行走无痛,遗憾的是仍有臀肌步态,但能够恢复正常工作,随访影像学提示皮质骨已发生整合。总之,对于此类病例,术者不应急于提出解决方案,而要首先找到问题所在以及问题发生背后的深层原因。

（郑汉龙　周一新）

病例 6

一、病例摘要

【病史】男性,44 岁,患者 16 年前因车祸导致左侧髋部骨折,外院手术治疗,术后 2 年出现左髋疼痛,当地医院行左侧人工全髋关节置换术,术后恢复好。2 年前患者出现左侧髋关节疼痛,左下肢短缩、跛行,伴左侧髋关节活动受限。2 周前,患者下车时不慎摔伤,左侧大腿肿痛剧烈,左下肢活动受限,外院行左下肢牵引治疗。就诊我院门诊,诊断"左侧人工全髋关节置换术后假体松动、左侧股骨假体周围骨折"收入院。既往体健,16 年前因车祸行腹部手术,具体不详。

【查体】平车推入病房,左侧髋部见陈旧手术瘢痕 2 处。左股骨远端内外侧见 0.5cm 创口,已结痂,无渗血。左股骨肿胀、压痛,可及骨擦感及异常活动,纵向叩击痛(+)。双下肢无感觉减退,双侧足背动脉搏动可触及。

【实验室检查】血常规:WBC 8.02×10^9/L,HGB 125g/L,N 65.8%;CRP 10.7mg/L;ESR 47mm/h。

【影像学资料】术前双髋关节正位、左髋关节髂骨斜位及双下肢全长片见图 4-6-1,术前 CT 见图 4-6-2。

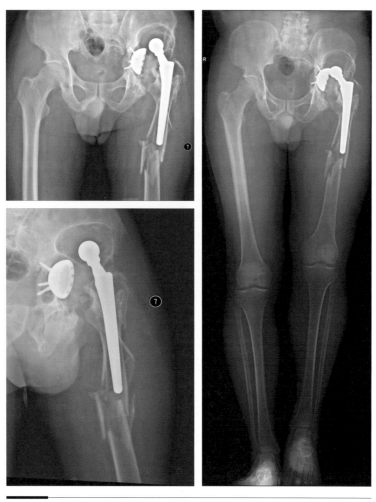

图 4-6-1　术前 X 线片

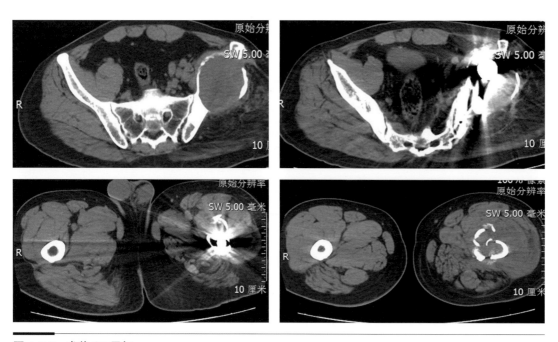

图 4-6-2　术前 CT 平扫

二、术前计划

1. 阅片讲解

(1)髋臼侧:髋关节脱位,髋臼假体外展角较小,使用了加长的股骨头。前后柱连续性存在,骨量较差。泪滴存在,耻骨坐骨支完整,坐骨少量骨丢失。髋臼上方巨大骨缺损,典型"吹气球样膨胀性骨溶解"。

(2)股骨侧:生物型股骨假体周围粉碎性骨折,伴随骨丢失,股骨峡部消失,髓腔"上小下大"。大粗隆骨周围溶解。下肢明显短缩畸形。

2. 重建策略　本病例的核心难点主要在于重建,包括初始稳定性以及远期生物固定。更复杂的是,巨大的骨缺损还合并了骨折,涉及机械力学及生物学。此外,大粗隆碎裂也使重建复杂程度增加。必须承认,第一眼看到这位患者,笔者脑袋有些发蒙,一时间没想好应该怎么做。

从 X 线片看,髋臼侧巨大骨缺损显然不是短时间内产生的,症状可能存在了不止两年,侧面反映出患者可能没有很好地管理自己的髋关节,依从性可能较差。如此巨大的骨溶解,是什么原因导致的? 患侧髋关节采用了加长股骨头,髋臼前倾角比较小,都有可能是骨溶解潜在原因,当然,我们无法细分是聚乙烯磨损问题还是金属离子腐蚀导致。但毫无疑问,这是个典型的骨溶解,因为有太多原因可以解释。

如此巨大的骨缺损,乍一看很棘手。但冷静下来仔细阅片,发现髋臼前后柱连续性存在(尽管骨量不好),泪滴存在,耻骨坐骨支也都完整,坐骨存在少量骨丢失。尽管髋臼上方巨大骨缺损,但如果"耻坐节段"完整,骨盆连续性存在,缺的只是上方一点。如此一来,看似很复杂的髋臼侧骨缺损,实际上重建上方一个点就足够了。从 X 线片上看,不考虑骨盆不连续,但要防止清创过程中发生骨盆不连续。

给笔者带来更大烦恼的是股骨侧,柄已经有峡部破坏,即使没有发生骨折,假体柄也是松动的。建立初始稳定性很有挑战性。

是否需要考虑直接切开复位内固定? 从术前 X 线片来看,虽然可能有骨长入,但显然不能诊断为 Vancouver B1 型。另一方面,切开复位内固定显露困难,而且无法处理髋臼。

是否考虑使用肿瘤型假体? 肿瘤型假体短期内可以让患者顺利下地恢复部分活动,但患者较为年轻,从长远角度考虑,骨水泥固定的肿瘤假体可能存在许多问题,所以我们计划采用非水泥固定方式。但该股骨峡部缺失,髓腔"上小下大"。Wagner 型柄很难获得轴向稳定性,所以并不适用。

对这样的Ⅳ型股骨,采用涂层柄翻修,即使没有两倍皮质以上固定,只要将骨折块捆绑在柄表面、减少活动并且延迟康复计划,促进骨整合,从而就能提高手术成功率。Wagner 型股骨柄抗旋性能好,主要靠锥度实现初始稳定性,而对本病例这样倒置锥形髓腔,并不适用。采用组配型柱形柄是比较理想的选择。为了使柄与髓腔之间获得更多擦配固定(scratch fit),可以适当过度锉磨,并且预防性环扎防止术中骨折。尽可能建立一个柱型髓腔,尽可能压配,从而实现生物固定。

另外,如何防止钉道逆行感染? 首先,尽早拔除骨牵引。其次,在股骨远端放人工骨封闭髓腔也可以形成屏障,缓慢释放抗生素,将假体远端与钉道隔绝。对下肢骨折患者,钉道问题一定要考虑,否则感染引起的并发症会给患者带来非常大的经济损失。

通过以上分析,髋臼侧、股骨侧重建方案逐渐清晰——毫无疑问,这将是一台昂贵的手术。坦率地讲,如果患者陷在经济的顾虑中,可能会给我们带来更大的阻碍。当然,对此患者而言,并不是说若不做髋关节翻修术就一定100%失败。如果患者存在经济问题,采用 illizarov 外架、甚至髋离断术,都可以作为备选方案。但如果下定决心做一台很昂贵的翻修手术,作为主刀医师,一定要向患者讲清包括磨损、金属离子病、针道感染等潜在合并症给手术带来的困难,以及可能经历多次手术,更要跟患者讲好医疗之外的事,因为手术的筹码太高。

术前 3D 打印患者骨盆模型,模拟髋臼侧重建策略,见图 4-6-3。

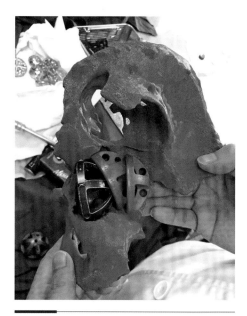

图 4-6-3 术前 CT 术前 3D 打印患者骨盆模型

三、手术过程及术中所见

1. 取后外侧入路,显露股骨侧及骨折线,见图 4-6-4。

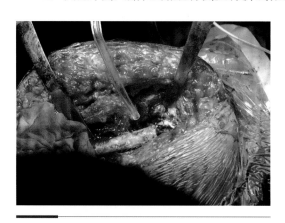

图 4-6-4 术中显露股骨侧及骨折线

2. 显露髋臼侧,见髋臼后侧节段性骨缺损。取出原假体,装入髋臼试模,见图 4-6-5。

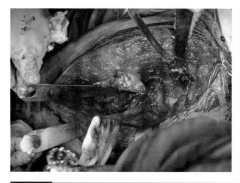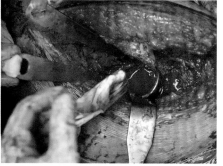

图 4-6-5 术中取出原假体,装入试模

3. 装入金属垫块试模。最终植入 52mmTM 多孔髋臼假体,上方放置 2 枚垫块,螺钉固定,见图 4-6-6。

4. 后外侧显露股骨假体,清理骨折端,人工骨及万古霉素远端封闭髓腔,碘伏浸泡 10 分钟。用长粗隆爪板、钢缆固定骨折端。安装 167-20+2RM 假体,32mm+4 股骨头,见图 4-6-7。

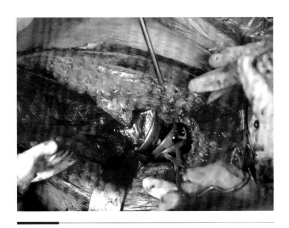

图 4-6-6 置入金属垫块

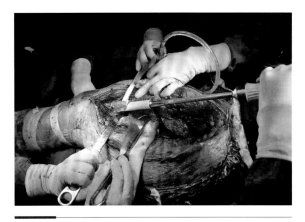

图 4-6-7 安装股骨侧假体

四、术后情况以及转归

对本患者而言,术后康复总体原则是早活动、晚负重。

鼓励患者早期下地,3 周到 1 个月内前脚掌着地、垫脚走;1 个半月后,脚掌放平 15kg 左右重量。康复原则也许可以更保守些,但尽量避免卧床。

术后即刻 X 线片见图 4-6-8。

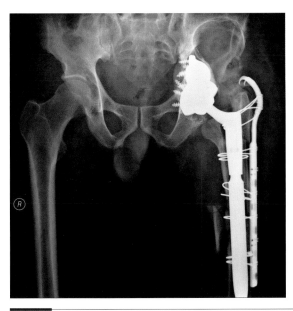
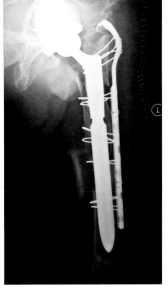
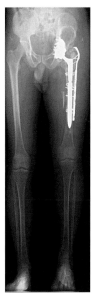

图 4-6-8 术后即刻 X 线片

术后 5 年随访：患者未来院复查，电话随访髋关节功能非常满意。遗憾的是，患者未能提供影像学资料。

五、总结思考

1. 术前评估 该病例给笔者带来强烈的第一印象，从 X 线片看，存在了太多问题：髋臼侧明显可见的巨大骨缺损，假体周围粉碎性骨折、髋关节脱位。另外，还可看到患侧髋臼前倾角很小，使用了加长股骨头，等等。

此外，还需要注意潜在的问题：骨折为粉碎性，尽管患者自述"下车时不慎摔倒"，但实际上可能不一定是低能量损伤，需要注意排除合并伤，如昏迷史、颅脑外伤以及腹部脏器损伤等，评估患者全身状况再做手术决定，并且需考虑，我们有多大的余地能够周旋手术？另外，所有假体周围骨折病例均需要除外感染。许多骨折患者的 CRP、血沉都高，如果感染不好排除，尽量安排关节腔穿刺以排除。患者在受伤后经历过骨牵引，必须考虑钉道感染问题。

2. 手术重建的要点 此病例翻修术中，不需要费力取股骨柄，沿着截骨线即可。大粗隆存在比较明显骨块，尽早剖开，释放大粗隆臀中肌以及股外侧张力，防止臀中肌撕脱。髋关节显露过程中有大量瘢痕组织。术中能看到髋臼前下、后下点骨量充足，只需重建上方一点。

笔者团队曾在术前对患者骨盆进行 3D 打印，用试模演练。髋臼侧重建没有想象中复杂。当时没有扶拱型金属垫块，所以用 2 个斜坡型金属垫块堆叠在一起。垫块之间以及垫块 - 骨之间形成骨水泥连接成固定的刚性单元，接触面积较大。术者也在髋臼周围做了一些榫卯结构，虽然无法像木匠一样精妙，但也能把金属楔进去，较好地对抗剪切应力。半球形髋臼与垫块之间采用骨水泥固定。将脱矿骨基质（DBM）及碎的松质骨搅拌后填充到垫块框架样结构中。其实，垫块设计之初就是用于植骨；而 DBM 则有较好的骨引导、骨诱导作用。

3. 是否需要异体皮质骨板 不少学者会采用异体皮质骨板对骨缺损较严重的假体周围骨折进行翻修。笔者认为，若使用异体皮质骨板，会剥离很多软组织，并增加术后感染风险；这个病例也许应该使用，但最终并未使用。如果此病例在 10 年后发生再失败，对股骨柄进行再翻修，难度也不算太大。

4. 是否需要远端交锁钉柄进行翻修 有文献提出对某些假体周围骨折可以采用带远端交锁钉的柄进行翻修。笔者的观点是，如果柄的初始稳定性好，则不需要交锁钉；反之，如果初始稳定性不好，使用交锁钉也没有太大意义。对这样的病例，最担心的不是柄下沉，而是由于颈干角存在而产生扭矩，从而影响骨折愈合甚至造成额外骨折。柱形柄对抗旋转能力差，交锁钉可能帮助旋转稳定性，同时改变患者康复方式，太早负重易扭转。交锁钉只是在极端的情况下提供扭转稳定性，并一定要结合术后康复方案来使用。

5. 术后阅片心得 阅读患者的术后 X 线片，髋臼旋转中心位置总体理想，可能比泪滴低了点，骨盆入口平面合适，外展角和前倾角合适。臼杯半球形在内侧穹顶部分和下方骨床有很好接触。上方点重建采用金属垫块，术后 5 年随访疗效较好。假体柄有一点下沉，但总体稳定。假体远端致密影是抗生素人工骨，用于预防钉道感染。总体来讲，股骨、髋臼侧重建都获得成功。

本病例很大的遗憾是术后肢体不等长,患侧肢体明显短于健侧。手术已经用了当时国内最长的柄,另外患者髋关节软组织袖套也不允许把腿再拉长。同样可以看到股骨内侧的蝶形骨片没有被钢缆钩到。这种情况并不会影响总体疗效,但一定要在术后第一时间向患者及家属交代:以后活动时可能听到大腿的声响,骨块有可能骨性愈合,也可能纤维固定。在复杂髋关节翻修中,骨片难以复位也是常面临的问题。

（郑汉龙　周一新）

病例 7

一、病例摘要

【病史】女性,76 岁,患者于 10 周前因摔伤导致左髋股骨粗隆间骨折。伤后于外院行骨折闭合复位内固定术,术后伤口愈合好,正常出院。术后 3 周发现左髋部疼痛,左下肢较健侧短,复查发现左股骨粗隆间骨折术后,内固定失效,在我院行人工关节置换术。术中骨折,给予钢缆将骨折固定。

【查体】跛行步态,左髋关节后外侧可见切口瘢痕,无红肿,左髋关节大粗隆区压痛(+),纵向叩击痛(+),髋外展肌力正常,左髋关节严重活动受限。

【实验室检查】血常规、ESR、C 反应蛋白均无明显异常。

【影像学资料】股骨近端髓内钉内固定术术前 X 线片(图 4-7-1)显示股骨粗隆间骨折。

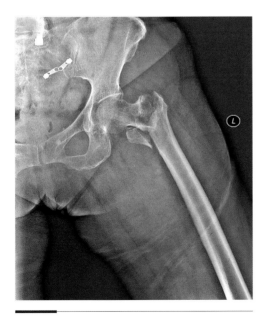

图 4-7-1　股骨近端髓内钉内固定术术前 X 线片

第一次股骨近端髓内钉内固定术术后 X 线片见图 4-7-2。内固定术后 3 周失效,头钉切出,见图 4-7-3。初次髋关节置换术中 X 线片见图 4-7-4。

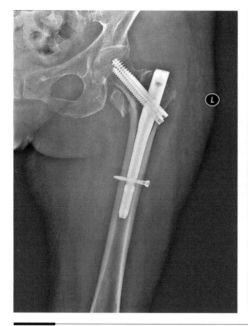
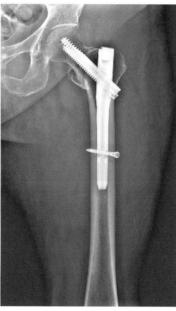

图 4-7-2　股骨近端髓内钉内固定术术后 X 线片

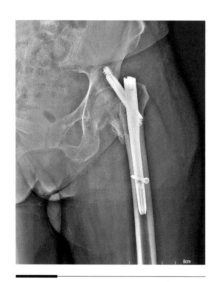

图 4-7-3　内固定术后 3 周 X 线片

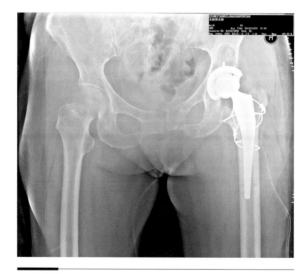

图 4-7-4　初次髋关节置换术中 X 线片

初次 THA 术后 3 天正侧位片显示股骨柄相比术中 X 线片下沉松动,大粗隆向前方移位,见图 4-7-5。

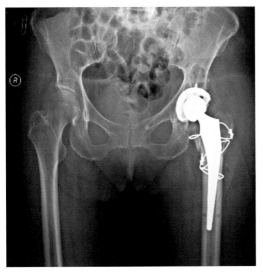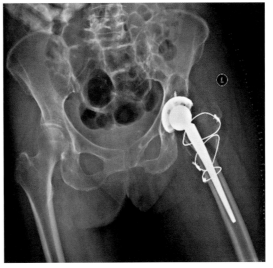

图 4-7-5 初次 THA 术后 3 天正侧位 X 线片

二、病例分析与手术计划

1. 患者 THA 术后需要翻修原因　股骨柄下沉,大小粗隆移位,尤其是大粗隆向前移位,大粗隆固定不牢固,钢丝环抱力不足以支撑柄的固定,柄初始稳定性不足。如不翻修柄,没有开阔的工作面积,大粗隆难以固定。

2. 对于假体周围骨折小粗隆骨折的处理　如果小粗隆有骨折,没有移位,通常不处理;如果有骨折有移位,需不需要处理? 作者经验与观点:有些患者有小粗隆骨折没有症状,也有患者轻度移位伴有轻度不适症状,当地医生发现骨折线建议进一步手术,患者术后症状持续 2~3 年,后来自己愈合症状好转。

3. 对该患者初次 THA 的建议　首先,最好一开始就选择远端固定股骨柄;本病例所使用的股骨柄是近端固定柄,近端固定股骨柄需要近端骨质较好,连续性和完整性好,这个患者显然没有。近端固定股骨柄在这个患者中难以形成有效轴向稳定性以及扭转稳定性,这种楔形的柄,最大抗旋转能力就在近端,无论从稳定性还是抗扭转能力,不适合在该患者的初次 THA 中使用;其次,股骨柄需要能够跨过远端锁定钉孔的远端,避免应力集中;再者,这个患者股骨似乎有点发育问题,CE 角小,髓腔窄小,颈干角大,可以选择近端带多孔涂层的 Wagner 柄或者组配柄,以期望大粗隆能与股骨柄获得骨长入,见图 4-7-6。

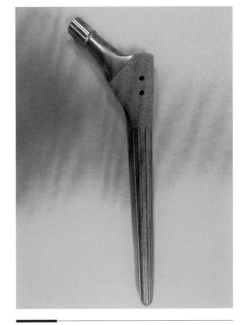

图 4-7-6 肩部带多孔表面的 Wagner 柄

4

4. 这种 IMN 远端交叉锁定螺钉取钉后留下的钉孔会导致局部薄弱,一般正常人骨重塑需要 4 个月左右来修复这个问题。文献中报道 2~3mm 直径大概会使股骨减少 55% 能量吸收力,而 6mm 直径大概会使股骨失败的峰值压应力减少 22%。

5. 该患者的 THA 在国外叫转化型人工关节置换(conversion arthroplasty)。这不同于初次 THA,但也不是翻修,比初次 THA 复杂,比翻修简单。

6. 该患者外侧皮质不连续,大粗隆骨块比较小,移位明显,单用钢缆捆绑不一定能固定牢靠,需要用大粗隆爪板。

三、手术过程及手术所见

术中清理瘢痕时发现大粗隆近端骨折,向近端移位,原固定钛缆松动,活动髋关节见骨折部分不稳定,骨折端与假体接触面积小,不牢靠,决定更换股骨假体。

术后 4 天正位 X 线片见图 4-7-7,采用远端固定组配柄,大粗隆钢板固定大粗隆。

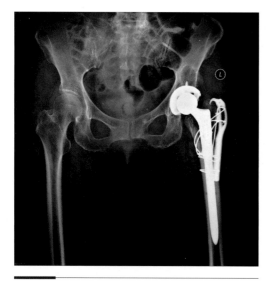

图 4-7-7　术后 4 天正位 X 线片

四、术后情况及转归

1. 术后 2.5 年随访患者时,Harris 评分 78,患者左侧功能良好,股骨柄固定稳定,无下沉(图 4-7-8);但后来患者对侧股骨颈骨折和腰椎骨折,合并症较多,长期卧床。

2. 术后及随访影像学评估　术后的一个遗憾是小粗隆没有获得固定,但是小粗隆部位愈合良好。

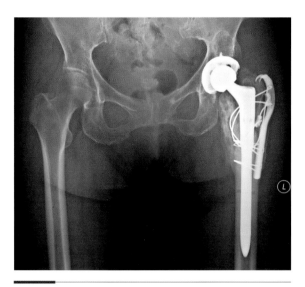

图 4-7-8　术后 2 年正位 X 线片

（黄　勇　周一新）

Notebook of Revision Total Hip Arthroplasty

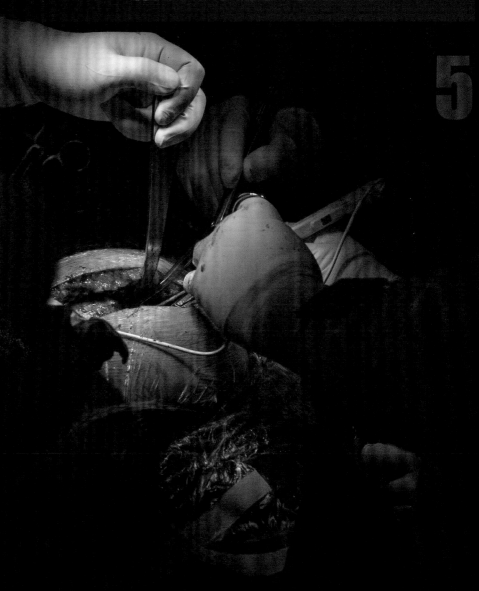

第五章
假体周围感染

5

5

人工关节假体周围感染（periprosthetic joint infection，PJI）是髋关节置换术后最严重的并发症之一。随着人工髋关节置换术（total hip arthroplasty，THA）的逐步普及，PJI 的发生率以及发生数量也在不断提高。因此，如何处理好髋关节置换术后发生的 PJI，也是翻修手术的一个重点与难点。

一、流行病学

人工关节置换术后 PJI 的发生率目前尚无定论，Pulido 等人对一项包括近万名接受初次膝关节置换术（total knee arthroplasty，TKA）与初次髋关节置换术的患者随访发现 PJI 的发生率在 0.7%。因此，随着 THA 技术的不断推广与普及，PJI 随之增加。

二、危险因素

造成人工关节置换术后 PJI 的发生并不是单一因素，而是一个多因素的原因引起的。文献报道患者既往有糖尿病病史，吸烟，饮酒，既往有过手术史，局部软组织条件差等都是造成术后 PJI 的危险因素。同时术后如果持续发生伤口渗液，伤口延迟愈合也与 PJI 存在相关性。在评估患者 THA 术后是否可能存在 PJI 时，应详细询问患者是否存在以上危险因素。

三、诊断与评估

PJI 的诊断目前尚没有统一的"金标准"。诊断 PJI 依靠患者局部症状、体征、化验检查综合判断成立。目前最常用的 PJI 诊断标准是国际骨与关节感染协会（Musculoskeletal Infection Society，MSIS）制定的诊断标准。具体诊断标准见表 5-0-1。

表 5-0-1　PJI 的诊断标准（MSIS 2013 版）

主要诊断标准	满足以下 2 条诊断标准其中之一，PJI 诊断成立
	1）存在与关节腔相通的窦道
	2）两份细菌培养阳性且获得相同致病菌

续表

次要诊断标准	满足以下 5 条诊断标准其中 3 条,PJI 诊断成立
	1)血清 C 反应蛋白和红细胞沉降率增高
	2)关节液白细胞计数增高或者白细胞酯酶阳性
	3)关节液白细胞分类增高
	4)病理提示感染
	5)单份细菌培养阳性

注:部分低毒力感染的患者即使不满足以上诊断标准,但临床考虑为 PJI 的患者,也可以按照感染来进行处理。

因此,如果怀疑患者存在 PJI 的可能性,一定不要犹豫进行关节穿刺以获得白细胞进行术前细菌培养与关节液的分析,用以判断是否为 PJI。

四、治疗原则

THA 术后 PJI 的治疗原则为彻底清创,控制感染并重建髋关节功能。彻底清创前需要评估患者感染的范围,引起感染的细菌,患者的全身情况等因素,综合考虑后决定清创的范围和方法。如感染时间较长,假体固定良好,同时存在骨髓炎化的病例,可以考虑行广泛病灶切除的方法进行彻底清创。部分病例可能存在股骨假体取出困难,同时为了增加显露,可以考虑行大粗隆延长截骨术。良好的重建建立在一个成功的,并为重建创造基础的清创手术之上。

综上所述,THA 术后 PJI 是一类非常有特点,常常需要综合考虑,有时需要多科室合作综合治疗的疾病。本章通过一些病例的回顾,探讨 THA 术后 PJI 的诊断与治疗,以飨读者。

(邵宏翊)

参考文献

[1] PERMKUMAR A, KOLIN DA, FARLEY KX, et al. Projected economic burden of periprosthetic joint infection of the hip and knee in the united states [J]. J Arthroplasty, 2021, 36 (5): 1484-1489.

[2] KURTZ SM, LAU E, WATSON H, et al. Economic burden of periprosthetic joint infection in the United States [J]. J Arthroplasty, 2012, 27 (8Suppl): 61-65.

[3] BARTON CB, WANG DL, AN Q, et al. Two-stage exchange arthroplasty for periprosthetic joint infection following total hip or knee arthroplasty is associated with high attrition rate and mortality [J]. J Arthroplasty, 2020, 35 (5): 1384-1389.

[4] PULIDO L, GHANEM E, JOSHI A, et al. Periprosthetic joint infection: the incidence, timing, and predisposing factors [J]. Clin Orthop Relat Res, 2008, 466 (7): 1710-1715.

[5] KREMERS K, LEIJTENS B, CAMPS S, et al. Evaluation of early wound leakage as a risk factor for prosthetic joint infection [J]. J Am Assoc Nurse Pract, 2019, 31 (6): 337-343.

[6] PARVIZI J, GEHRKE T. Definition of periprosthetic joint infection [J]. J Arthroplasty, 2014, 29 (7): 1331.

病例 1

一、病例摘要

【病史】女性,76 岁,患者 6 年前因放疗致右股骨颈骨折,行右侧人工全髋关节置换术。4 个月前无明显诱因出现右髋部疼痛。既往原发性高血压 15 年,口服药物控制,平素血压控制可。8 年前因宫颈癌行子宫全切 + 盆腔淋巴结清扫,术后规律放疗。6 年前因左侧股骨颈骨折行全髋关节置换术,5 年前因左髋关节假体周围感染行二期翻修术治疗。

【查体】患者坐轮椅入院,体温 36.4℃,各系统检查无异常。双髋关节后外侧均可见约 15cm 手术瘢痕,右髋关节臀区压痛(+),无皮肤破溃。双下肢肌力无异常。右下肢见轻微水肿,无感觉减退,双侧足背动脉搏动可触及。

【实验室检查】ESR:61mm/h;CRP:72.1mg/L;关节液 WBC 计数:无;关节液多形核白细胞比例:无;穿刺液培养:口腔链球菌。

【影像学资料】术前 X 线片见图 5-1-1。

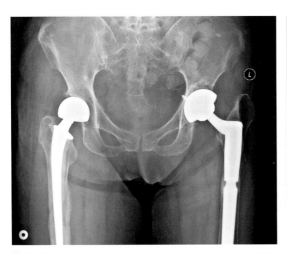
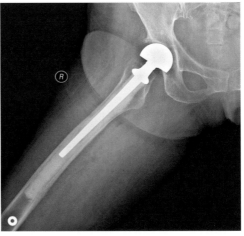

图 5-1-1　术前 X 线片

二、病例分析

1. 回顾患者病史存在持续性疼痛,与运动无明确相关性,并且没有明显外伤诱因,因而要考虑假体周围感染、骨代谢性疾病、肿瘤等病因。同时,也要进一步排除假体松动、假体周围骨折等疾病。

2. 患者既往肿瘤病史,宫颈癌根治术后,有淋巴结清扫病史,并且进行一段时间腹部放疗治疗,同时查体可见右侧肢体稍肿胀。考虑此患者全身情况一般,同时伴有右下肢淋巴回流障碍,在接下来手术规模控制上要有所顾及。

3. X线片显示右侧髋关节正位片可见股骨有明显的骨膜反应,为骨皮质不规则增生,多见于感染的骨髓炎化表现,并非肿瘤表现侵蚀状改变,并不主要考虑转移癌。同时可见骨水泥填充较多,直达股骨干远端,如若进行保留皮质的骨水泥清除,手术过程将极为复杂。

4. 实验室检查 血清学检查结果可见 ESR、C 反应蛋白均较高,同时结合病史、影像学资料更为倾向诊断为假体周围感染。但需进一步关节穿刺确定。

5. 关节穿刺检查 在 C 臂引导下行右侧髋关节穿刺诊断。穿刺液量极少,给予经穿刺针注入盐水再回抽获得培养物。培养结果为口腔链球菌。

6. 诊断 右侧髋关节置换术后假体周围感染。

三、术前计划

1. 患者假体周围感染诊断是确定的,考虑患者出现疼痛时间较长,同时已出现感染骨髓炎化表现,我们认为要选择二期手术方式治疗患者的假体周围感染,这样才能尽量提高患者感染的治疗成功率。

2. 为了更好地清除感染,我们选择二期手术方式,但在一期取假体植入间隔物过程中,要考虑到患者本身为肿瘤根治术后患者,有放疗病史,并且患有淋巴回流障碍。因而我们采取更为快捷的方式进行,尽量控制手术规模。

四、手术情况

1. 在切开过程中,到达髋关节囊外侧时,首先进行关节穿刺,可见穿刺出大量脓性液体。

2. 由于骨水泥技术良好,原假体固定牢固,为了缩短手术时间,我们术中直接采用大粗隆截开技术取出假体。

3. 取出假体后发现 X线片所示的骨膜反应部分为大面积死骨,同样为了缩短手术时间我们将这部分死骨联通上面覆盖的大量骨水泥一同截下抛弃。

4. 采用超声刀将大粗隆部分原骨水泥清除干净,并对髋臼、股骨部分软组织进行彻底清创,反复使用双氧水(过氧化氢)冲洗组织并刮除坏死组织,直至出现渗血组织面为止。再用双氧水、碘伏、生理盐水反复冲洗创面。

5. 清创完成后,更换全套手术器械,从新铺无菌单。采用混有万古霉素的骨水泥及长柄假体制作临时间隔物。其后逐层闭合切口。

术中所见见图 5-1-2。

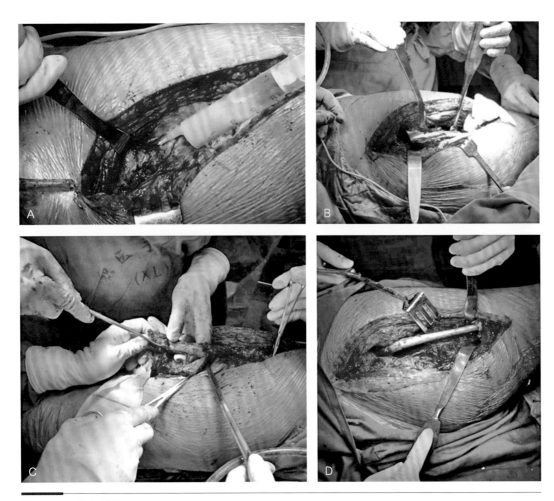

图 5-1-2 术中所见

A. 切皮后穿刺;B. 大粗隆劈开后可见股骨髓腔内大量骨水泥;C. 可见股骨干骨膜反应区骨膜剥脱;D. 使用长柄骨水泥型股骨假体作为临时间隔物。

五、术后情况及转归

1. 术中关节液及组织培养仍为口腔链球菌,进一步肯定患者假体周围感染诊断。我们根据病原体药敏结果制定抗生素治疗方案。

(1)术后 1~2 周静脉使用二代头孢菌素。

(2)3~6 周出院口服头孢地尼 + 利福平。

2. 抗生素治疗结束后 2 周再次就诊我院,行实验室检查及关节穿刺检查。ESR:11.4mm/h;CRP:14mg/L;关节液 WBC 计数:509/mm^3;关节液多形核白细胞比例:53%;穿刺液培养:未见生长。

3. 实验室检查及关节穿刺结果提示感染得到有效控制,给予患者二期翻修手术治疗。使用骨肿瘤型假体对患肢进行重建。术后 2 年随访患者能满足日常生活需求,无再次感染。

一期假体取出间隔物植入术后正位片见图 5-1-3。

二期翻修术后下肢全长片见图 5-1-4。

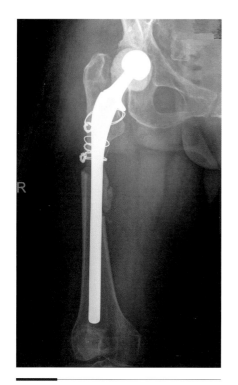

图 5-1-3　一期假体取出间隔物植入术后
　　　　　正位片

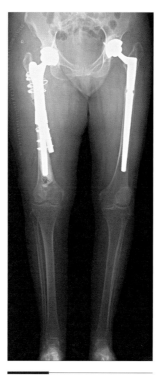

图 5-1-4　二期翻修术后下肢
　　　　　全长片

六、总结思考

1. 在临床工作中,对于没有窦道,没有明显红、肿、热表现的关节置换术后患者,我们将疼痛特点作为对患者分类的主要参考依据。疼痛什么时候出现,持续多久,是否为静息痛、夜间痛? 如若有这种类型的疼痛,则要考虑感染、肿瘤、代谢性疾病;进一步结合患者既往史,是否有近期身体其他部分感染病史,是否有肿瘤病史等,再结合体征表现,诸如,是否有淋巴水肿;最后参考 X 线片,是否有骨膜反应、侵蚀样改变等。最后制定下一步诊疗方案,请肿瘤科进行会诊,还是行关节穿刺,对关节液进行进一步分析。

2. 在临床工作中进行关节穿刺时,会遇到穿刺失败,即部分患者穿刺不到关节液或关节液量极少不足以进行关节液分析。这种情况也被形象地称呼为"干涸的水龙头"(dry tap)。

根据既往工作经验及相关文献报道,针对膝关节假体周围感染患者,我们在穿刺前使用弹力绷带在膝关节远、近端加压固定,使关节液集中于膝关节,以提高关节液穿刺成功率。对髋关节穿刺,我们采用于 C 形臂下引导穿刺,使用专用穿刺针,外侧入路,由大粗隆上方进入,瞄准假体颈部穿刺,通过更为准确定位提高穿刺成功率,并且在穿刺针到达预定位置后,采用屈伸髋关节的方式提高采液成功率。如果采用上述方法仍旧不能采到关节液或不能采到足量关节液,我们会沿穿刺针注入无菌生理盐水的方式盥洗关节,通过回抽盥洗液,获得细菌培养标本。

3. 是否采取肿瘤穿刺针。本中心结合已有临床工作经验及既往文献报道不建议组织穿刺,我们认为进行组织穿刺不容易取到感染组织,且收集的关节组织进行培养的阳性率偏低;同时,肿瘤穿刺检查本身相对于细针关节液穿刺损伤更大,花费更高。由于以上原因我们建议采取细针穿刺关节液。

4. 鉴别肿瘤与感染。临床工作中,可疑的假体周围感染患者如若有既往肿瘤病史,要特别注意与肿瘤转移或复发相鉴别。本中心对此类型患者首先会严格阅读 X 线片,肿瘤对骨的破坏更多是侵蚀样改变,而假体周围感染更多为骨髓炎化表现,此可作为初步诊断的依据。但一定要请骨肿瘤科会诊,以其会诊意见作为最终治疗的依据。

5. 手术的选择,清创、一期、二期,对于此患者骨水泥非常厚实,骨水泥去除非常困难,为了缩短手术时间,控制手术规模,我们采用大粗隆直接切开取出假体,并对坏死骨部分直接抛弃,减少剥离骨水泥的过程,只保留大粗隆部分以方便后期重建,其后进行彻底清创处理。

无论采用何种治疗方式,都是为了达到控制感染,减少复发,重建功能的目的。同时要全面考虑患者身体综合情况,个人需求,经济状况等诸多因素,来制定符合患者个人需求的治疗方案。

6. 对于间隔物选择也是要结合患者实际情况制定,好的间隔物能提供更好的活动功能,能够有助于患者之后的重建。但既往文献显示中期随访活动性间隔物与固定性间隔物在运动功能方面并无显著差异,但短期随访显示活动性间隔物更有助于关节活动维持。而我们采取的二期翻修疗程均在 6个月以内,因而本中心对于有条件患者均给予活动性间隔物,以期待二期翻修重建后获得更好的运动功能。

(宋　洋　邵宏翊)

病例 2

一、病例摘要

【病史】男性,49 岁,患者 9 年前不慎摔伤致左侧髋部疼痛,未行即刻诊治,20 天后就诊当地医院,未发现明显异常,给予对症治疗,于家卧床休息,愈后活动受限。7 年前于当地医院行左侧全髋关节置换术。6 年前因假体周围感染于外院行二期置换手术治疗。2 年前左髋手术切口处出现窦道,于当地医院行清创术。1 年前相同位置再次出现窦道。本次为进一步治疗收入我中心。既往 9 年前车祸致脑外伤,及多处肋骨骨折。1 年前左侧股深静脉血栓形成,行下腔静脉滤网植入术,术后半个月取出,口服华法林半年。

【查体】拄拐步行入院,体温 36.4℃,全身各系统检查结果正常。左侧髋关节后外侧皮肤可见陈旧手术瘢痕,切口正中可见窦道形成,有持续渗出。皮肤温正常,左侧髋关节周围压痛(−)。左侧髋关节活动受限,左髋 "4" 字征(+),左髋 Thomas 征(+),左髋 Trendelenburg 征(未查)。左下肢轻度水肿,左侧膝关节活动(0°~30°),无感觉减退,双侧足背动脉搏动可触及。左侧股四头肌肌力Ⅳ级,髂腰肌肌力Ⅱ级。双侧膝、跟腱反射正常,双侧 Babinski 征(−)。

【实验室检查】ESR:19mm/h;CRP:17.4mg/L;关节液 WBC 计数:无;关节液多形核白细胞比例:无;穿刺液培养:金黄色葡萄球菌、鲍曼不动杆菌。

【影像学资料】术前 X 线片见图 5-2-1。

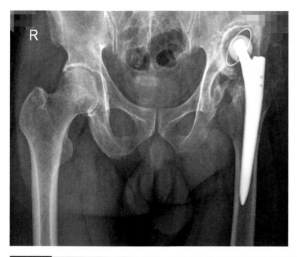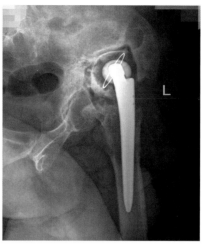

图 5-2-1 术前 X 线片

二、病例分析

1. 回顾患者病史,可知患者左侧髋关节经历多次手术,且窦道长期存在,同时患者初次关节置换术前已因外伤原因左侧髋关节活动受限。术前查体可见患侧髋关节活动受限。由以上情况要充分考虑患者左侧髋关节软组织顺应性极差,将对手术产生较大影响。

2. X 线片 可见患者左侧髋关节髋臼侧假体置于真臼上方,真臼形态较为完整,没有手术处理痕迹,可推断初次置换手术就将髋臼安放于假臼,可见关节周围软组织顺应性差在最早一次手术时期就产生了很大影响。

3. 实验室检查 血清学检查结果可见 ESR、CRP 稍高,同时结合窦道存在病史、查体、影像学资料诊断为假体周围感染。

4. 关节穿刺检查 在 C 形臂引导下行右侧髋关节穿刺诊断。穿刺液量极少,给予经穿刺针注入盐水再回抽获得培养物。培养结果为金黄色葡萄球菌、鲍曼不动杆菌。

5. 诊断 左侧髋关节置换术后假体周围感染。

三、术前计划

1. 患者假体周围感染诊断是确立的,考虑患者左侧髋关节反复多次手术,窦道持续存在,同时术前培养为多重细菌感染,这些特点都表明该患者为一难治性感染病例。我们认为要选择二期手术方式治疗患者的假体周围感染,这样才能尽可能提高患者感染的治疗成功率。

2. 为了提高感染治疗成功率我们选择二期手术方式,在一期取假体植入间隔物过程中,我们不仅要根据术前药敏给予患者恰当的抗生素治疗,同时要考虑患者软组织顺应性差的情况,在术中给予更多的软组织处理,并把间隔物置于真臼之上,为二期翻修做充分准备。

四、手术情况

1. 在切开过程中,到达髋关节囊外侧时,我们首先进行关节穿刺,可穿刺出少量液体,不足以进行穿刺液常规检查,只能进行培养检查。同时留取取出假体对震荡液体进行培养。超声震荡过程见图 5-2-2。

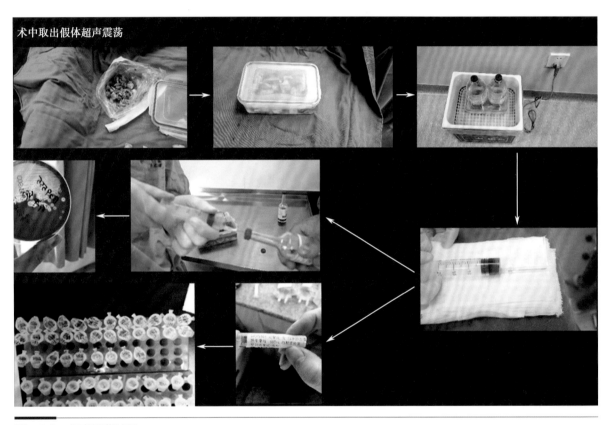

图 5-2-2　超声震荡过程

2. 由于患者假体周围软组织顺应性极差,无法进行关节脱位,因而术中直接采用大粗隆截开技术取出股骨侧假体。

3. 取出股骨侧假体后,进一步松解髋关节周围软组织,以获得充分操作空间,以便于将髋臼侧假体取出。

4. 松解髋关节过程中,在关节前侧发现窦道通路。沿窦道切开,将窦道周围软组织全部切除,并对髋臼、股骨部分软组织进行彻底清创,反复使用双氧水冲洗组织并刮除坏死组织,直至出现渗血组织面为止。再用双氧水、碘伏、生理盐水反复冲洗创面。

5. 清创完成后,更换全套手术器械,从新铺无菌单。采用混有万古霉素的骨水泥及长柄假体制作临时间隔物。并在真臼位置进行磨锉,将间隔物髋臼侧固定于此。其后逐层闭合切口。

术中所见见图 5-2-3。

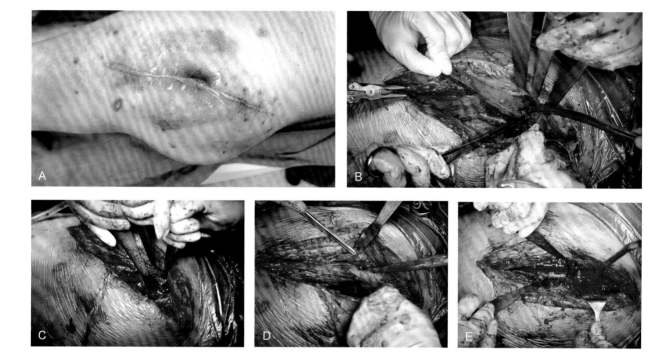

图 5-2-3　术中所见
A. 术前可见患者窦道形成,多次手术瘢痕严重;B. 采用大粗隆剖开方式首先取出股骨侧假体;C. 可见髋臼侧假体深陷假臼之中;D. 关节前侧窦道充分清理;E. 在真臼进行磨搓,作为髋臼侧间隔物植入位置。

五、术后情况及转归

1. 术中留取组织及关节液培养:金黄色葡萄球菌、青霉素酶(+),MLSb 型耐药;术中超声假体培养:金黄色葡萄球菌,青霉素酶(+),MLSb。

根据药敏结果,术中应用美罗培南混合骨水泥制作间隔物(12.5%)。术后静脉注射头孢哌酮钠 + 舒巴坦钠(舒普深)2 周。其后口服头孢地尼 + 利福平 4 周。

2. 抗生素治疗结束后 2 周后再次于我院就诊,行实验室检查及关节穿刺检查。ESR:7mm/h;CRP:3.4mg/L;关节液 WBC 计数:122/mm^3;关节液多形核白细胞比例:40%;穿刺液培养:未生长。

3. 实验室检查及关节穿刺结果提示感染得到有效控制,给予患者二期翻修手术治疗。股骨侧使用长柄组配型假体对患肢进行重建,髋臼侧使用髋臼 + 垫块模式于真臼位置进行重建。术后 2 年随访患者能满足日常生活需求,无感染再发。

一期假体取出间隔物植入术后髋关节正位片见图 5-2-4。

二期翻修术后髋关节正位片见图 5-2-5。

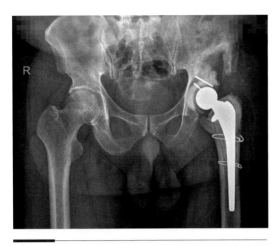

图 5-2-4 一期假体取出间隔物植入术后髋关节正位片

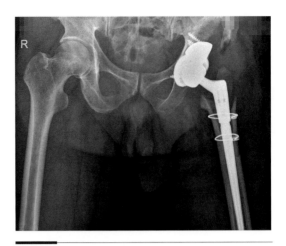

图 5-2-5 二期翻修术后髋关节正位片

六、总结思考

1. 诊断不要轻易下,要落实诊断。在本例病案中,患者长期存在窦道,符合假体周围感染主要诊断指标。但在诊疗过程中仍要进行血液学指标、关节液常规、关节液培养等全部检查,以完善、清晰诊断。即便诊断看似清晰也要按部就班进行诊疗,以避免忽略同时存在其他疾病的情况发生。

2. 回顾患者病史及既往 X 线片,可知患者并非先天性髋关节脱位患者,而是由于外伤后非手术治疗导致其髋关节周围挛缩,致使其初次关节置换术将髋臼放在高位假臼的位置上。并且之后的翻修还是放在高位置,可见患者左侧髋关节假体周围软组织顺应性极差。

与此同时,我们也可以从 X 线片上看到,髋臼侧真臼保存相对完好,重建髋臼侧不会太难。同时股骨侧管状骨相对完好,可应用远端固定型假体。因而本手术难点在于髋关节周围软组织。此点要在术前充分考虑,因而在术前就确定采用大粗隆劈开技术取出陈旧假体,以缩短手术时间,并分两期对软组织进行松解,同时采用活动性间隔物,让患者在一期、二期手术之间能进行关节活动,达到进一步松解软组织的目的。

3. 通过回顾病史可以得知,患者左侧髋关节窦道反复存在多年病史,对于此种情况患者要警惕多重细菌感染可能性。长期窦道形成会在假体与外周环境之间形成通道,许多环境中的机会致病菌会成为假体周围感染的病原体。

此患者术前培养结果为多重敏感性金黄色葡萄球菌,与鲍曼不动杆菌,虽然术中再次培养结果仅为多重敏感性金黄色葡萄球菌,但在抗生素使用过程中要充分考虑覆盖术前两种病原体的抗生素治疗方案。

4. 在手术过程中,窦道往往不是单一的,病原体会沿着肌肉间隙到处扩张,在清创过程尤为要重视这一点,要把所有潜在的窦道、死腔进行清理。在本例病案中我们发现长期存在窦道从臀中肌前侧渗出,因而扩大分离了臀大肌与臀中肌间隙以便彻底清创。对于其他更为复杂的患者,即便窦道从关节前侧突出,也要进行彻底的,不留余地的清除,即便进行前后双切口的切开、多切口切开,也要把窦道周围软组织进行彻底的切除。

5. 我们经常把假体周围感染的治疗与肿瘤的治疗相类比,这两者有很多共同的特点。首先很难根治假体周围感染,我们给患者更多所提供的是没有假体周围感染症状并且长期无复发的治疗结果。无法证明我们将全部的病原体消除干净了。骨与肌肉感染协会(Muscularskeletal Infection Society,MSIS)最新对于假体周围感染成功治愈的定义也体现了这一点,就是让患者处于一种没有感染症状、没有复发、没有再次手术的状态,而不去说治愈了假体周围感染。

其次,假体周围感染的愈后也同肿瘤一样是多重因素影响的结果。对于肿瘤是宿主、肿瘤类型相互作用,而对于假体周围感染则是宿主、病原体、内植物相互作用的结果。宿主状态好,病原体对抗生素敏感,内植物少则假体周围感染更容易被控制,反之则难以控制。在治疗之前要充分考虑这 3 种因素,给予足够的思考与准备。

最后,假体周围感染的治疗也如同肿瘤一样是一项团队工作,并不是单纯把肿瘤切除就万事大吉,前期的肿瘤诊断、后期的放化疗同样重要。而对于假体周围感染也是如此。我们需要微生物学家、病理科医师帮助我们确定病原体特性,需要药剂科专家给出对应的抗生素方案,需要康复科医师给予术后功能锻炼帮助功能恢复。一个假体周围感染患者的成功治疗绝对离不开一个团队的充分配合,而在这个团队中外科医师处于中心位置,不仅仅需要做好手术,也要进行团队建设,只有这样才能更好地治疗假体周围感染。

（宋　洋　邵宏翊）

Notebook of Revision Total Hip Arthroplasty

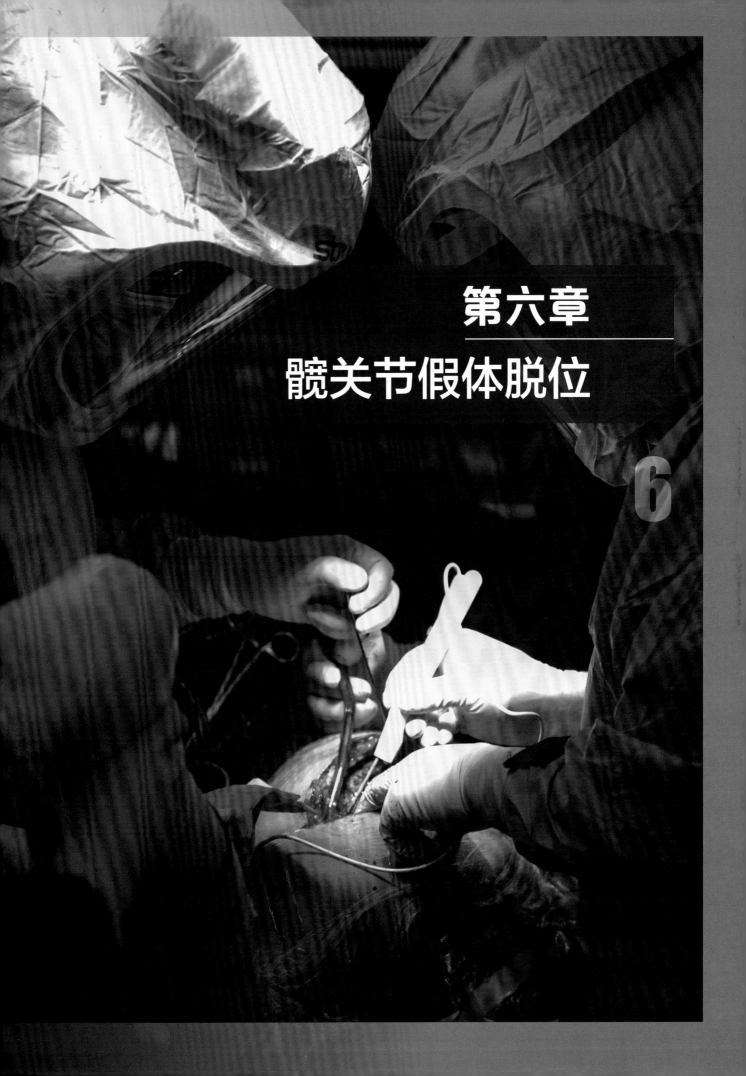

第六章

髋关节假体脱位

6

6

全髋关节置换（total hip arthroplasty，THA）术后脱位是进行翻修手术的主要原因之一。目前，全髋关节翻修术中，11%~24% 的患者是由于 THA 术后脱位造成的。在国际登记中心中，初次 THA 术后每年脱位率为 0.2%~10%。苏格兰国家人工关节置换登记中心的数据表明，在 1996—2004 年期间，14 314 例 THA 术后脱位率为 1.9%，而翻修术后脱位率则高达 28%。术后 3 个月内早期脱位约占 55%~77%，而有 32% 患者表现为术后 5 年以上的晚期脱位，这些晚期脱位患者的复发性脱位率为 55%。

人工全髋关节的稳定性依赖于良好的假体位置、软组织张力、肌肉功能，以及和谐的脊柱 - 骨盆 - 股骨运动关系等生物力学条件。如果不满足这些生物力学要求，则可能导致髋关节置换术的不稳定性。对于 THA 术后脱位，重要的是要区分是创伤还是日常中的一般运动导致的，后者常提示组织张力不足或假体位置不良。按照脱位方向，可分为前脱位、后脱位两种。髋关节脱位的原因可分为患者因素、假体因素、手术因素三个方面。

一、患者因素

1. 软组织因素　髋关节置换的肌肉关节囊是稳定髋关节的重要机制。因此，在患有神经肌肉疾病（例如脑瘫、肌肉营养不良、痴呆症、帕金森病）的患者中，每年发生的脱位率较高，介于 5%~8% 之间。既往髋部骨折或外科手术患者脱位风险增加。对于存在严重的软组织创伤、广泛的瘢痕形成、异位骨化的患者，脱位率可高达 28%。

2. 脊柱 - 骨盆运动因素　脱位发作通常发生在日常生活活动的姿势变化期间（例如，站立和坐在椅子上，从地板上捡起物体），因此，在讨论 THA 术后脱位时，应考虑到姿势改变期间发生的脊柱骨盆相互作用的影响。Schwab 等学者研究认为，站立位时腰椎前凸角 = 骨盆入射角 ±10° 是平衡的脊柱 - 骨盆关系。腰椎前凸的减少、胸椎后凸畸形的增加、髋 / 膝关节挛缩都可能导致矢状面不平衡。骨盆运动的代偿机制可通过脊柱，骨盆和下肢区域以三种方式发生。作为腰椎前凸丢失的补偿机制，可能发生骨盆后旋转、髋关节后伸、膝关节屈曲、踝关节屈曲等不同的代偿运动以维持矢状位的整体平衡。

从直立站立变为坐姿时，腰椎前凸减少，骨盆向后倾斜 20°，髋关节屈曲约 55°~70°，而不是 90°。因为髋臼是骨盆的一部分，所以坐下时髋臼也会与骨盆一起向后倾斜，从而导致前倾角和外展角增加。发生这种变化是为了适应髋关节屈曲内旋，并适应前方髋关节屈曲避免撞击。PT 每增加 1°，大约会导致髋臼前倾增加 0.7°。脊柱骨盆僵硬定义为从直立变为坐姿时，骨盆 PT 增加少于 10°，这种僵硬通常与腰椎间盘退变或腰椎融合手术有关。脊柱和髋骨关节炎的退行性改变并存的患者非常常见，在接受 THA 的患者中,高达 40% 患有腰椎退行性疾病。

Phan 等人将脊柱骨盆运动分为 4 种模式,并提出了每种方法的解决方案:

(1)柔软 - 平衡型,被认为是正常的脊柱盆腔运动。髋臼杯可以放置在传统的安全区域内,因为这种姿势可以通过姿势变化灵活地进行补偿。

(2)僵硬 - 平衡型,在脊柱或腰椎融合发生严重的退行性改变后会出现的脊柱骨盆僵直。坐姿代偿性髋臼前倾不会发生,这可能导致前部撞击和后部脱位。在这种情况下,最好将臼杯安装在更前倾的位置。

(3)灵活 - 失衡型,属于过度活动性。这种模式是髋臼前倾会随着站立而过度增加,并且由于髋关节伸展过程中的后部撞击而存在前脱位的潜在风险。

(4)僵硬 - 失衡型,可能在脊柱严重僵硬和长节段腰椎融合后发生。具有这种模式的患者可能会发展出后凸后平背并增加髋臼前倾。尽管站立时没有骨盆前倾,但由于后方撞击而使前部脱位的风险增加。

二、手术因素

1. 手术入路　大量研究表明,与外侧、前外侧或前路入路相比,后路髋关节入路切断外旋肌和后关节囊,其脱位风险更高。一项荟萃分析包括超过 13 000 例初次全髋关节置换术,至少随访 12 个月,计算后路脱位率为 3.23%,而经侧入路和前外侧入路的脱位率为 0.55% 和 2.18%。但是,通过后囊和外旋肌的解剖修复,可以将后入路脱位率显著降低至 0.7%。相比之下,髋关节外侧经臀中肌入路会增加由于臀中肌的部分剥离或大转子的骨折而导致外展肌功能减弱的风险增加。

2. 假体位置　髋关节置换手术期间植入物的方向对于人工全髋关节的稳定性特别重要。Lewinnek 发表的外展角 40°±10°,前倾角 10°~20° 的安全区近来被证明无法预测术后脱位。越来越多的证据表明假体角度应根据患者整体平衡情况,以及骨盆功能性姿态来进行个性化调整。

三、假体因素

假体撞击是髋关节脱位的主要机制之一。假体设计可能会导致髋关节不稳定,假体的头 - 颈比对于假体的稳定性和无撞击运动范围特别重要。与较小直径的股骨头(28mm)相比,较大的股骨头(36mm)允许更宽的机械运动范围。较大的股骨头在髋臼杯缘上移位之前必须离开髋臼中心的距离(“跳跃距离”)更长。因此,较大的头部直径可更好地防止脱位。但股骨头直径不能无限增加:内衬厚度随着头部直径的增加而减小;头颈部连接处的磨损增加;运动范围的扩大会促进继发性撞击,从而导致股骨近端与骨盆骨之间产生接触。由于这些原因,通常不使用直径大于 36mm 的股骨头。使用金属加长头(带裙边)的设计,会严重降低假体头 - 颈比,是造成撞击 - 脱位机制的高危因素。此外,THA 负重面有陶瓷 - 陶瓷,陶瓷 - 聚乙烯,金属 - 金属,金属 - 聚乙烯等多种选择,其中聚乙烯内衬的磨损是造成后期脱位的主要因素之一。

四、患者特异性安全区

髋臼杯和股骨柄的和谐角度对于避免 THA 术后因组件位置不正确而引起的撞击、磨损、脱位、内衬破裂和其他并发症至关重要，然而，已经发现传统的安全区对预测脱位无效。骨盆倾斜（pelvic tilt）被认为是 Lewinnek 安全区失效的关键原因，因为它会影响植入后假体的功能方向。腰椎骨盆僵硬和矢状不平衡显著增加了 THA 后脱位和磨损的风险，导致假体的安全区应该实现个性化，而不是统一的安全区。

为了解决这个问题，Tezuka 等提出了一个新的功能安全区，即矢状位联合指数，将髋臼矢状位倾斜角和骨盆 - 股骨角度纳入了指导 THA 假体定位的参数中。Phan 等人建议根据脊柱僵硬和不平衡的程度对患者进行分类，以帮助外科医生选择合适的杯前倾度（见前述）。尽管这些定性方法为杯定位提供了建议，但对于希望将每一个具体患者的脱位和磨损降至最低的外科医生而言，臼杯的具体目标角度仍然难以个性化确定。

撞击是导致脱位、内衬破裂和松弛的关键机制之一。Hsu 等人报道了一种数学算法，该算法使用 Yoshimine 和 Ginbayashi 发布的公式，基于 PT 计算无碰撞假体角度。使得可将 PT 定量整合到 THA 安全区内。但是，由于骨盆的动态运动，基于 PT 单一姿态的患者特定安全区（PSSZ）可能无法满足其他骨盆姿势的功能要求。为了解决这个问题，我们设计了一种新的策略来建立 PSSZ，通过计算站立和坐位等不同姿势下的假体安全区交集，计算出满足行走、坐、蹲等功能的无撞击假体安全区。同时，Esposito 等报道站立时臼杯前上方的边缘载荷比坐着时的后边缘载荷更有害，因为它会产生更高的局部应力。Leslie 和 Callanan 等学者建议臼杯外展角的上限为 45°，以降低聚乙烯的磨损率。因此，我们采用站位功能外展角 <45° 作为外展角的限制条件，以获得同时满足无撞击 - 无边缘负重条件的患者个性化假体安全区（patient specific safe zone, PSSZ）。该安全区不仅可以用于初次或翻修手术患者的术前规划，也可用于 THA 术后脱位患者的假体功能位置量化动态分析。PSSZ 可以为机器人辅助 THA 提供精准的假体定位，实现个性化、功能化 THA 手术。

（唐 浩）

参考文献

[1] WETTERS NG, MURRAY TG, MORIC M, et al. Risk factors for dislocation after revision total hip arthroplasty [J]. Clin Orthop Relat Res, 2013, 471 (2): 410-416.

[2] VON KNOCH M, BERRY DJ, HARMSEN WS, et al. Late dislocation after total hip arthroplasty [J]. J Bone Joint Surg Am, 2002, 84 (11): 1949-1953.

[3] MEEK RM, ALLAN DB, MCPHILLIPS G, et al. Epidemiology of dislocation after total hip arthroplasty [J]. Clin Orthop Relat Res, 2006, 447: 9-18.

[4] TERRAN J, SCHWAB F, SHAFFREY CI, et al. The SRS-Schwab adult spinal deformity classification: assessment and clin-

ical correlations based on a prospective operative and nonoperative cohort [J]. Neurosurgery, 2013, 73 (4): 559-568.

［5］LAZENNEC JY, CHARLOT N, GORIN M, et al. Hip-spine relationship: a radio-anatomical study for optimization in acetabular cup positioning [J]. Surg Radiol Anat: SRA, 2004, 26 (2): 136-144.

［6］WAN Z, MALIK A, JARAMAZ B, et al. Imaging and navigation measurement of acetabular component position in THA [J]. Clin Orthop Relat Res, 2009, 467 (1): 32-42.

［7］PHAN D, BEDERMAN SS, SCHWARZKOPF R. The influence of sagittal spinal deformity on anteversion of the acetabular component in total hip arthroplasty [J]. Bone Joint J, 2015, 97-B (8): 1017-1023.

［8］MASONIS JL, BOURNE RB. Surgical approach, abductor function, and total hip arthroplasty dislocation [J]. Clin Orthop Relat Res, 2002 (405): 46-53.

［9］ABDEL MP, VON ROTH P, JENNINGS MT, et al. What Safe Zone? The Vast Majority of Dislocated THAs Are Within the Lewinnek Safe Zone for Acetabular Component Position [J]. Clin Orthop Relat Res, 2016, 474 (2): 386-391.

［10］LEWINNEK GE, LEWIS JL, TARR R, et al. Dislocations after total hip-replacement arthroplasties [J]. J Bone Joint Surg Am, 1978, 60 (2): 217-220.

［11］YOSHIMINE F. The influence of the oscillation angle and the neck anteversion of the prosthesis on the cup safe-zone that fulfills the criteria for range of motion in total hip replacements. The required oscillation angle for an acceptable cup safe-zone [J]. J Biomech, 2005, 38 (1): 125-132.

［12］WIDMER KH, ZURFLUH B. Compliant positioning of total hip components for optimal range of motion [J]. J Orthop Res, 2004, 22 (4): 815-821.

［13］ESPOSITO CI, GLADNICK BP, LEE YY, et al. Cup position alone does not predict risk of dislocation after hip arthroplasty [J]. J Arthroplasty, 2015, 30 (1): 109-113.

［14］TEZUKA T, HECKMANN ND, BODNER RJ, et al. Functional Safe Zone Is Superior to the Lewinnek Safe Zone for Total Hip Arthroplasty: Why the Lewinnek Safe Zone Is Not Always Predictive of Stability [J]. J Arthroplasty, 2019, 34 (1): 3-8.

［15］IKE H, BODNER RJ, LUNDERGAN W, et al. The Effects of Pelvic Incidence in the Functional Anatomy of the Hip Joint [J]. J Bone Joint Surg Am, 2020, 102 (11): 991-999.

［16］IKE H, DORR LD, TRASOLINI N, et al. Spine-Pelvis-Hip Relationship in the Functioning of a Total Hip Replacement [J]. J Bone Joint Surg Am, 2018, 100 (18): 1606-1615.

［17］YOSHIMINE F. The safe-zones for combined cup and neck anteversions that fulfill the essential range of motion and their optimum combination in total hip replacements [J]. J Biomech, 2006, 39 (7): 1315-1323.

［18］HSU J, DE LA FUENTE M, RADERMACHER K. Calculation of impingement-free combined cup and stem alignments based on the patient-specific pelvic tilt [J]. J Biomech, 2019, 82: 193-203.

［19］YOSHIMINE F, GINBAYASHI K. A mathematical formula to calculate the theoretical range of motion for total hip replacement [J]. J Biomech, 2002, 35 (7): 989-993.

［20］ESPOSITO CI, WALTER WL, ROQUES A, et al. Wear in alumina-on-alumina ceramic total hip replacements: a retrieval analysis of edge loading [J]. J Bone Joint Surg Br, 2012, 94 (7): 901-907.

［21］LESLIE IJ, WILLIAMS S, ISAAC G, et al. High cup angle and microseparation increase the wear of hip surface replacements [J]. Clin Orthop Relat Res, 2009, 467 (9): 2259-2265.

［22］CALLANAN MC, JARRETT B, BRAGDON CR, et al. The John Charnley Award: risk factors for cup malpositioning: quality improvement through a joint registry at a tertiary hospital [J]. Clin Orthop Relat Res, 2011, 469 (2): 319-329.

6

病例 1

一、病例摘要

【病史】男性,74 岁,患者 1 年前于家中摔倒,致伤左髋部,于家中休养,效果欠佳,1 个月前曾诊于当地医院,行人工股骨头置换术,术后 10 余天下床活动受限,行 X 线片检查,考虑"左髋关节术后脱位"。既往有帕金森病病史 10 年。

【查体】平车推入病房,骨盆无倾斜,左髋关节屈曲、外旋畸形,屈曲、外展、内旋活动受限。

【实验室检查】血常规、ESR、C 反应蛋白均无明显异常。

【影像学资料】术前 X 线片见图 6-1-1。

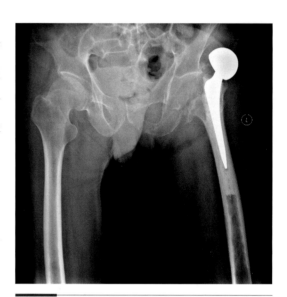

图 6-1-1 术前 X 线片

二、病例分析

1. 术前 X 线片可见小粗隆异常增大,股骨头朝向外侧,左腿处于外旋位,髋臼及股骨之间清晰的间隙中有增生骨化,这提示有两种可能性:①长期脱位病史,造成异位骨化;②患者有神经肌肉疾病,神经支配不良,造成异位骨化。考虑到患者术后仅 1 个月,脱位仅 10 天,符合第二种可能性,即帕金森病引起。

2. 从手术适应证角度看 ①先前手术存在明显的失误,柄的前倾角很大;②不通过手术治疗,无法复位,或者即使复位,也不能维持髋关节稳定性。髋关节脱位的高龄患者,不具有行走能力,长期卧床会引起全身肺炎、压疮、下肢血栓等并发症,一年内死亡率高达 20%,保守治疗方案并发症率高。因此,手术指征明确。

3. 诊断 左髋关节半髋置换术后假体前脱位。

三、术前计划

1. 翻修为全髋关节或半髋 THA 相对半髋置换,具备以下优势:①因为关节软骨有病变及磨损,已经发生了髋关节炎;②可以调节臼杯前倾角,提高稳定性;半髋关节的大股骨头稳定优势可以通过双极股骨头来进一步提高;③半髋不一定比全髋稳定。THA 术中,髋臼上缘在外展角 40° 左右就能看到,全髋的髋臼外展角比生理骨性结构外展角小一些。相比之下,半髋的股骨头覆盖不如 THA。综上,毫无疑问要翻修为全髋。

2. 柄如何处理　术前 X 线片可见股骨柄周围有大量骨水泥,水泥壳完整,说明先前手术术者采用了良好的骨水泥技术。从损伤控制角度讲,Cement in Cement 是理想的翻修选择,既可缩短手术时间,又对患者全身损伤小。同时用水泥型柄有更大的自由度来调节柄前倾角,提高稳定性。

3. 选择什么样的股骨头　从文献角度看,全球范围内越来越多术者倾向使用双动头。而从笔者团队角度考虑,首先没有现成双动头,而根据积水潭医院既往经验,如果将双动头放到 40mm 聚乙烯内衬,会增加"跳跃距离"(jump distance),并减少头臼不匹配,对控制脱位有很大帮助;后续如果再有不稳定表现,还可翻修成碟型衬。根据文献报道,40mm 以上直股骨头径对控制脱位帮助不大,而 40mm 普通型头则会产生腐蚀。综上所述,我们决定使用 40mm 双动头。

4. 为什么不考虑碟型假体

(1)碟型假体相对会增加髋臼松动率。

(2)其对外杯大小有要求,至少 52mm 以上才可以。

(3)脱位以后不经过切开复位很难处理。

综上所述不倾向考虑碟型假体。

5. 软组织方面有何特殊注意事项　患者存在长期帕金森病史,潜在肌肉张力不平衡导致脱位的可能,同时可能存在臀中肌损伤,因此术前需准备臀中肌修复材料(LARS 韧带)。

四、手术情况

术中见皮肤小切口,股骨近端扭转,假体位置不良(股骨前倾 100°),臀中肌可见线头,推测先前存在臀中肌损失。左髋关节前上方脱位。

使用合适工具取出原双动头及股骨柄假体,磨钻及超声骨刀等相应器械取出骨水泥,并选择最小 EXTER 股骨假体,减小前倾角至 10°,低黏骨水泥固定。选择直径 40mm 双动头。

使用髋臼锉由小至大磨锉髋臼至直径 56mm 大小,植入 56mm 非骨水泥型髋臼假体,压配良好,外倾角 40°,前倾角 20°,并置入内衬。

臀中肌后方 1/2 陈旧撕脱,使用 F2 Lars 补片加强。

术中所见见图 6-1-2。

五、术后情况及转归

术后 3 天 X 线片见图 6-1-3。

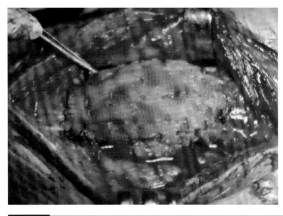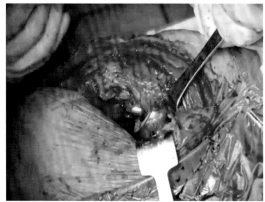

图 6-1-2 术中所见

通过电话随访得知,患者术后 2 年去世,家属表示去世前翻修情况满意,未再出现脱位。

六、总结思考

本病例几乎囊括了髋关节脱位的各个原因,包括位置不良,软组织条件差,神经肌肉疾病等。手术针对各个原因都做了相应处理。

1. 术中打开切口可看到线结,不难推测患者臀中肌薄弱,脂肪化严重。大粗隆与臀中肌腱移行处很薄弱,呈"葫芦腰"一样的结构。我们用补片加强连接,使用腰穿针在大转子后缘钻孔,爱惜邦线缝合修复后方关节囊,补片加强臀肌缝合。

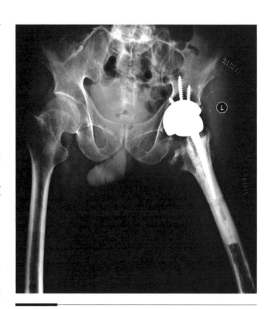

图 6-1-3 术后 3 天 X 线片

2. 术中需针对患者脱位的所有潜在问题均进行矫正,包括软组织平衡,假体位置的调整,以及使用双动头等。

3. 患者术后 X 线片提示患肢仍处于外旋位,可能与以下原因有关:

(1)前次脱位 10 天之后才进行处理,软组织张力未恢复。

(2)患者髋部骨折 1 年后才进行半髋置换,术前情况不得而知,但推测可能存在外旋畸形愈合。

(3)从术后 X 线片看,考虑外旋可能与使用双动头有关系。

(4)患者刚做完手术,外旋位尚未纠正,之后或许能纠正。

(唐 浩 马祝一)

病例 2

一、病例摘要

【病史】女性,52 岁,患者 11 个月前因左髋关节发育不良在我院行全髋关节置换术,手术顺利,术后患者恢复可,出院后加强功能锻炼。术后 10 天,患者自述坐床边时,突感左髋部有弹响,伴局部疼痛、活动受限不适,后至外院就诊,查体左下肢短缩、屈曲、内收、内旋畸形,摄片示左全髋关节脱位,予以手法复位、患肢制动、止痛等对症处理。1 周后,患者自述下床时再次突发左髋疼痛,X 线示左全髋关节置换术后脱位,再次尝试闭合复位后失败,后患者突发肺栓塞症状,呼吸困难,血氧饱和度下降,转 ICU 进一步诊治后好转,患者及家属担心肺栓塞复发,拒绝左髋关节复位及手术治疗,要求出院。既往 2018 年 4 月因右髋关节发育不良在我院行右侧全髋关节置换术。

【查体】双拐跛行入病房,骨盆向右倾斜,左髋关节短缩、屈曲、内旋畸形。

【实验室检查】血常规、ESR、C 反应蛋白均无明显异常。

【影像学资料】左侧初次置换术前 X 线片见图 6-2-1。

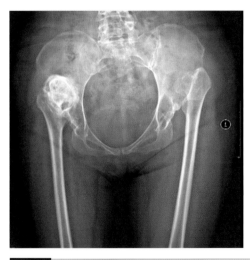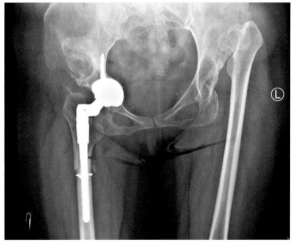

图 6-2-1 左侧初次置换术前 X 线片

右侧初次置换术后,左侧置换术前站立位、下蹲位 EOS 片见图 6-2-2。

左侧初次置换术后 1 周,患者坐位时出现脱位,闭合复位后患者再次脱位,由于出现下肢深静脉血栓、肺栓塞,于 ICU 治疗 1 周,后患者拒绝再次行闭合复位或手术切开复位。1 年后于我院再次就诊。

翻修术前 X 线片示左全髋关节置换术后改变,股骨头向后外侧脱位。翻修术前 X 线片见图 6-2-3。

术前体位像(图 6-2-4),翻修术前活动度良好,无明显屈曲畸形。

6

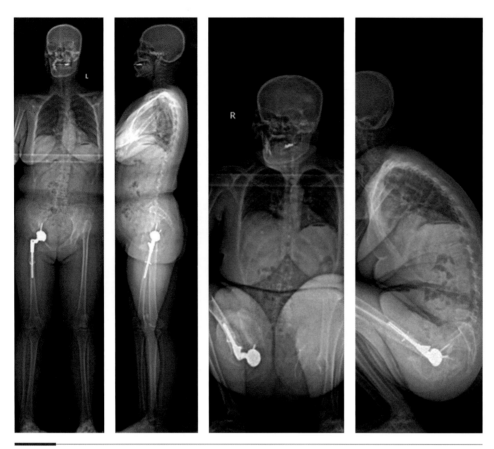

图 6-2-2　左侧置换术前站立位、下蹲位 EOS 功能图像

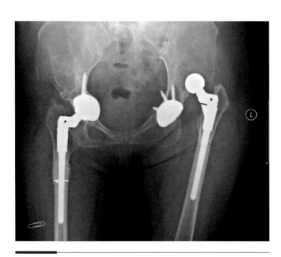

图 6-2-3　翻修术前 X 线片

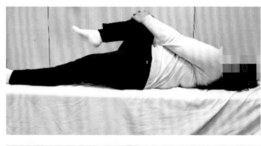

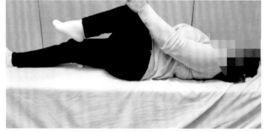

图 6-2-4　术前体位像

二、病例分析

先天性髋关节发育不良、高位脱位患者 THA 术后脱位率高于普通 THA 术后脱位率 5~10 倍,其原因如下:

（1）髋臼侧骨性结构因素：考虑到骨量和骨骼畸形方面，在臼杯安放时医生会妥协。

（2）股骨侧骨性因素：患者做了粗隆下的短缩截骨，一方面截得太多使软组织外层袖套相对松弛；另一方面股骨近端旋转方位控制不好，会使大粗隆偏前或后而使得臀中肌不能很好地发挥作用。

（3）软组织因素：为了让患者复位，做了较多软组织松解；软组织无论过度松解或是松解不足过度紧张导致屈曲挛缩畸形，都是脱位率升高的原因。

（4）下肢整体畸形：可能合并下肢发育畸形，由于膝外翻使得髋关节内收。

（5）腰椎-骨盆联动因素：患者腰前凸加大，可能出现腰椎器质性退变、僵硬，导致其个性化假体安全区显著缩小。

（6）髋臼侧假体角度：由于骨量少，臼杯直径小，股骨头直径小，降低了头颈比、跳跃距离（jump distance），从而导致假体安全区大幅缩小。

（7）股骨侧假体角度：由于粗隆下截骨、膝关节外翻、膝关节软组织松弛，术中难以控制股骨柄前倾角，导致柄侧前倾角极易出现过大或过小，出现股骨柄-髋臼角度不匹配。

该患者双侧置换术后，右侧未脱位，左侧出现后脱位，但是从X线片上看（图6-2-3），双侧臼杯的前倾角差异不大，不能解释左侧脱位而右侧不脱位。因此极易考虑为单纯软组织因素导致的脱位。

翻修术前CT测量右侧臼杯解剖学前倾角39°，左侧解剖学前倾角21°，左侧股骨柄前倾角-1°，右侧股骨柄前倾角13°，见图6-2-5。

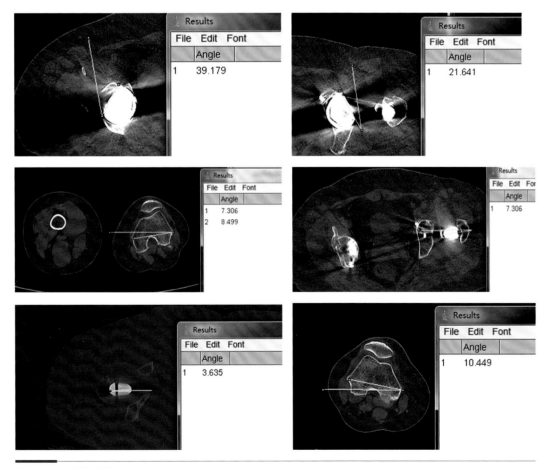

图6-2-5　翻修术前CT

双侧股骨柄角度出现明显差异,但 14° 的差异在临床中极其常见,不能确定为导致髋关节后脱位的原因。

因此我们采集患者翻修术前的站立位、坐位 EOS 功能图像,分析脊柱 - 骨盆运动情况,见图 6-2-6。

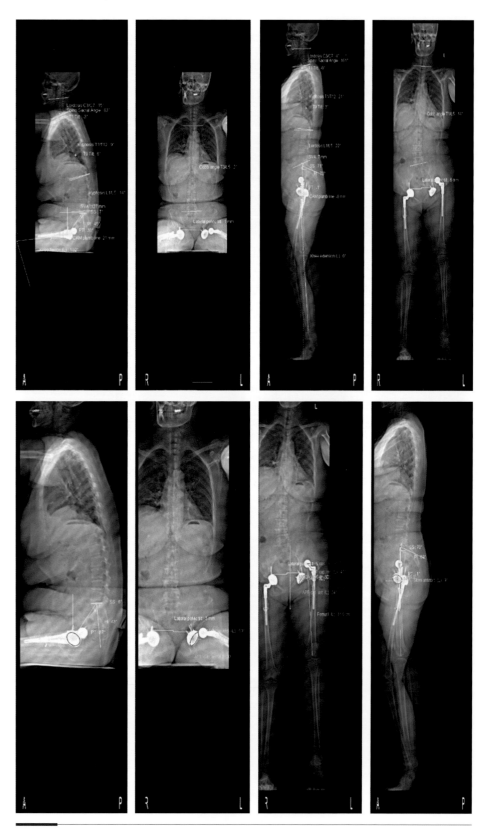

图 6-2-6 翻修术前站立位、坐位 EOS 功能图像

三、术前计划

1. 患者曾经高位脱位,有脊柱下肢畸形,软组织过度松解,这是无法改变的,但瘢痕形成或许会使关节稳定。该患者脱位 1 年,如何能使其软组织重新获得平衡,并考虑关节周围软组织是否会有部分松弛部分挛缩。

2. 取臼对比取柄,取臼可改善旋转中心、前倾角不满意等因素,但该患者旋转中心及臼杯前倾角重建尚可接受,同时臼侧骨量较少,取出后面临重建的困难。取柄则可改善偏心距、前倾角,但也可能面临假体取出困难、骨缺损等问题,取出后可再使用 S-ROM 柄进行翻修,若近端袖套破坏,需准备组配式翻修股骨柄手术。

3. 为了明确该患者脱位的原因,判断是否存在假体的功能性位置不良,我们采用了患者个性化安全区(patient specific safe zone,PSSZ)法进行定量分析:翻修术前安全区范围柄 0° 前倾,47°/17° 臼杯角度落在 PSSZ 安全区之外;如果变成柄 15° 前倾,则 47°/17° 臼杯角度落在 PSSZ 安全区之内,见图 6-2-7。

因此术前考虑可单独翻修股骨柄。

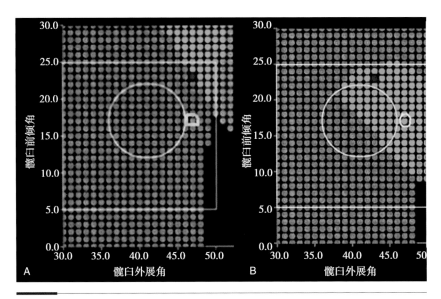

图 6-2-7 患者个性化安全区定量分析
横坐标:髋臼外展角,纵坐标:髋臼前倾角。A. 柄 0° 前倾,47°/17° 臼杯角度落在 PSSZ 安全区之外;B. 柄 15° 前倾,47°/17° 臼杯角度落在 PSSZ 安全区之内。

四、手术情况

术中未见明显软组织松弛,使用 Mako 机器人检查调整股骨柄假体的前倾角,取出 S-ROM 假体柄,保留袖套,重新置入新的 S-ROM 柄,调整至股骨柄前倾角 26°,安装试模,测试假体的稳定性,见各向稳定,扭转试验阴性。重新更换 28mm 陶瓷(粉)股骨头假体。术前规划见图 6-2-8。术中注册见图 6-2-9。

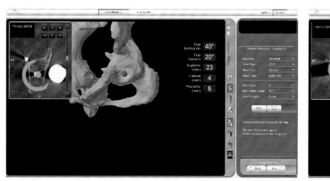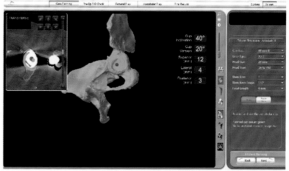

图 6-2-8　术前规划

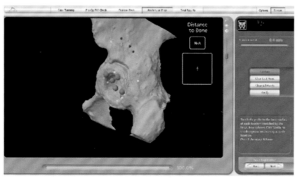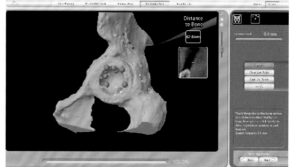

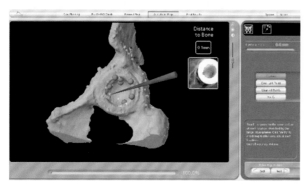

图 6-2-9　术中注册

术中验证髋臼角度,见图 6-2-10。验证髋臼 47°/17°,股骨柄前倾 1°。

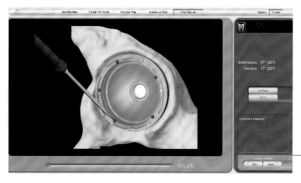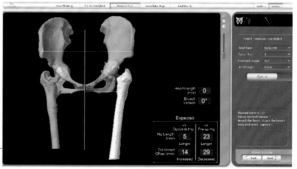

图 6-2-10　验证髋臼角度

术中验证股骨前倾角,见图 6-2-11。

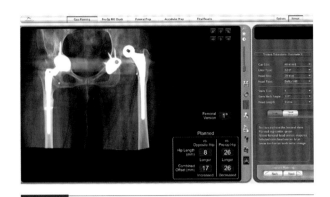

图 6-2-11　验证股骨前倾角

只翻修柄侧——纠正为 26° 前倾,见图 6-2-12。

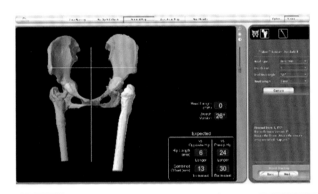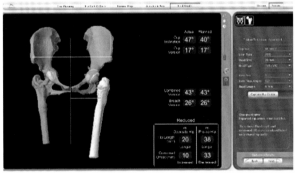

图 6-2-12　术中操作界面

五、术后情况及转归

患者臼的前倾 47°/17°,为了避免术后再次后脱位,我在翻修术中比预计的 15° 加大了股骨柄前倾角,给予了 26° 股骨前倾,达到 43° 的联合前倾角。

翻修术后 5 天 X 线片见图 6-2-13。

然而,翻修术后 17 天,患者自述床上向前挺腰后,再次出现左髋疼痛,不能活动,于我院急诊行闭合复位。复位前 X 线片见图 6-2-14。

查体:左下肢短缩、外旋畸形,内旋受限。

PSSZ 定量分析:处于翻修术后安全区的边缘,见图 6-2-15。

柄 26° 前倾,髋臼 47°/17° 方向落在 PSSZ 安全区的边缘,考虑股骨柄前倾增加过多,同时患者前方软组织尚未愈合修复,导致向前挺腰、髋关节过伸时,出现后方撞击,前方脱位。

脱位后急诊复位成功,复位后 X 线片见图 6-2-16。

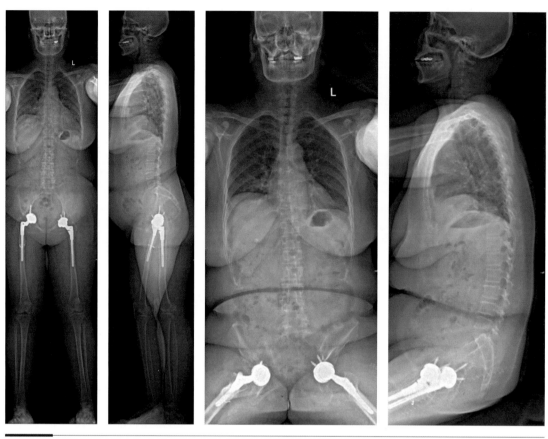

图 6-2-13 翻修术后 5 天 X 线片

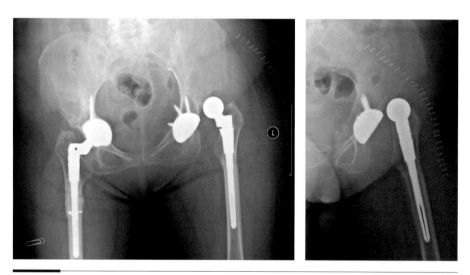

图 6-2-14 复位前 X 线片

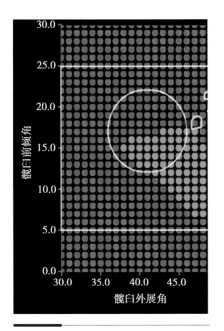

图 6-2-15　患者个性化安全区定量分析（复位前）

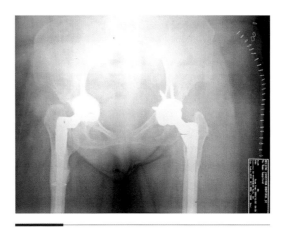

图 6-2-16　复位后 X 线片

术后 3 个月复查 X 线片见图 6-2-17。

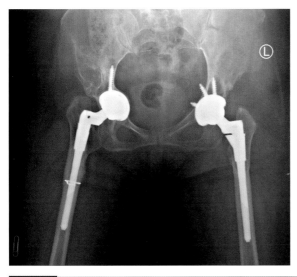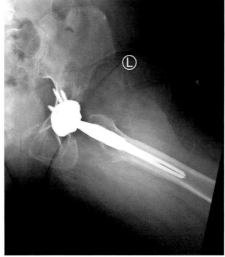

图 6-2-17　术后 3 个月 X 线片

六、总结思考

1. 患者术后早期有一次脱位，急诊闭合复位之后保守治疗再无脱位。给我们的教训：即使是后脱位，前倾角增加也不可太多，会导致前脱位的发生，尤其是股骨头直径小的患者。

2. 在手术台，患者的软组织情况让术者很意外。虽然脱位已逾一年，但是软组织并无明显挛缩，复位也不困难。笔者认为，很重要的一个原因是患者拄着拐杖行走，对软组织有一定牵伸作用。术前查体可知,患侧髋关节具备一定活动度(属于不正常的活动),而正因为可以屈曲,所以让患者坐下、再站起来的动作,可以牵伸软组织。高位脱位患者 THA 术后软组织重塑需要时间,患者术中虽然复位,但是软组织重排没来得及重塑,处于惯性的扭曲状态,且做了短缩截骨,外侧袖套更放松,进一步增加了脱位的风险。

3. THA 术后脱位的原因是多因素的,准确判断脱位的原因,可进行针对性的翻修手术,纠正原因并防止再次脱位。本团队首次提出并应用的患者个性化安全区法,整合了脊柱 - 骨盆运动的个性化患者运动学特点,可准确判断脱位患者的假体功能位置是否满足活动需要,定量化地诊断假体位置不良对脱位的贡献大小,并对其余假体位置不佳的患者,开展定量化的翻修手术策略指导。

4. 本病例可看出,定量化诊断脱位的原因,可将翻修手术的策略精准化、定量化,降低不必要的手术损伤和并发症风险,对于提高脱位患者翻修的疗效具有关键作用和重要价值。

(唐 浩 郭盛杰 马祝一)

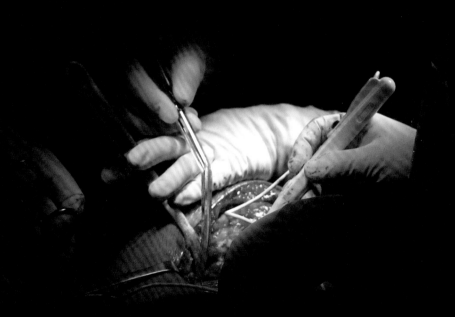

第七章

机器人辅助髋关节翻修术

用机器人施行髋关节翻修术是再自然不过的事情了,其初衷就是试图利用手术机器人提高假体植入的精度以减少手术并发症的发生,提高术后疗效。基于此,自 2019 年中,我们在 Mako 图像分割团队的支持下,试验性地开展了 60 例 Mako 机器人辅助髋关节翻修术。由于翻修术并非 Mako 的适应证,从软硬件来讲,Mako 也没有施行翻修术的模块,国内外也没有使用 Mako 进行髋关节翻修术后的报道,更没有辅助髋关节翻修术的流程和指南,该工作完全是探索性的。

尽管如此,机器人辅助髋关节翻修术取得的经验和成果是令人欣喜的,除了提高假体植入的精确性之外,在确定髋关节置换术后失败原因(脱位、双下肢不等长、神经刺激症状等),增加假体的初始与远期稳定性,提升手术效率等方面均有斩获。

更让人觉得振奋的是,开展机器人辅助髋关节翻修术的过程是对传统翻修术的解构、重组和颠覆的过程。随着机器人辅助髋关节的开展,我们对髋关节重建的原则、目标、手段,乃至骨缺损本身的认识都有了显著的深化。将"圈-点-柱"(RPC)的重建理论与机器人手术结合更是相得益彰,整个探索和试验的过程让人挫折感与兴奋感相交替,但更多的是对手术认识深入后的愉悦,现与读者分享如下。

一、术前模拟手术——做两次,赢两次(do two times,win twice)

影像依赖机器人需要术前对骨盆、股骨远端进行 CT 扫描和建模。这使得术者术前即可对假体取出后的骨质进行充分评估,机器人可实时呈现翻修臼杯的旋转中心与入口平面,半球形臼杯与宿主骨接触的部位与大致的面积,当然在存在骨缺损的情况下,也可显示半球形臼杯与周边宿主骨之间的间隙。

由于机器人手术的精确性,术前拟合的 X 线片与术后摄片所得的 X 线片高度近似。借由机器人拟合的术后 X 线片,术者可在术前就看到术后的 X 线影像,对控制假体位置、偏心距、双下肢长度等髋关节重建的力学指标了然于胸。

术前三维影像的呈现及各个断面上点与点间距离的测量功能,也使术者在术前对各种垫块(augment)外形与尺寸的选择和相应骨床的准备胸有成竹。

二、术中机械臂的作用

机械臂的作用当然是约束臼锉锉磨与臼杯植入时的方位与范围。但这种约束和引导作用对髋关节翻修术,尤其是复杂的髋关节翻修术具有更为重要的意义。

在合并严重骨缺损的情况下，精确的压配，无论是圈周契合（rim fit），还是三点固定，与宿主骨与半球臼杯间的紧密贴合就尤为重要。机械臂引导的髋臼锉磨可以将骨床锉成一个正半球，即使残留的健康骨质仅为面积有限的点状，这些有限的面积也都完美地分布于锉磨后的正半球上。

这种精确的锉磨可提高臼杯植入后的初始稳定性，也有助于健康骨质与半球形髋臼之间形成紧密贴合，将骨整合的潜力最大化。由于在合并严重骨缺损时，这种初始稳定性和后续生物固定的建立往往处于边缘状态（boundary condition），轻度技术精确性可以导致假体固定的失败，机器人精确锉磨功能对于提升疗效至关重要。

机械臂的另一重要作用是假体的精确植入，这里不再赘述机械臂在半球形臼杯植入时的导向作用，而是着重介绍机械臂在金属垫块使用中的应用。机器人辅助翻修术的魅力在于无须妥协臼杯的旋转中心和入口平面。术者利用机械臂将臼杯试模植入到理想位置，然后审视半球试模周围骨接触与支撑的情况，依据"圈-点-柱"的理论决定是否需要使用垫块来桥接骨缺损造成的间隙和重建支撑点。

机器人 3D 术前设计功能和机械臂的使用使得术者无须关注骨缺损而只需要关注半球臼杯与残留健康骨（bone left）之间的关系。这极大地简化了手术流程，此种简洁性和手术的易化程度（brevity and simplicity），不亲身经历恐怕不容易感受到。机器人、"圈-点-柱"理论、植入物（包括臼杯和垫块）的应用可为相得益彰、相映成趣。笔者曾把臼杯侧的重建总结为：置放好臼杯，寻找剩余骨量，把剩下的交给金属垫块（position cup，find bone left，and let augments do the rest）。诚不欺也。

三、探针在髋关节翻修中的应用

在髋关节初次置换中的作用主要是采集骨面上的点或点云。但一旦注册完成后，探针与骨性结构之间的相对位置就确立了。探针尖端指示一个点的空间方位，而探针的体部则可以指示一个矢量。探针的使用在翻修术中具有重要的意义。

探针尖端可以用来指示骨盆上（有时是骨面，有时是骨内）一个点在整个骨盆上的具体方位。例如：一个进针点距离坐骨大切迹的距离；探针经臼杯钉孔触及骨面后，也能显示臼底骨质与臼杯表面的距离，帮助判断臼杯有没有完全坐落于骨面。

探针围绕垫块，例如扶拱型金属垫块在骨面采集点后形成粗略的几何外形，对正确安置垫块有极大的帮助。由于扶拱型金属垫块较长，常需安置在展肌下，安置时无论在前后方向还是内外方向稍有偏移，就会侵犯坐骨大切迹刺激或损伤血管神经，或者由于垫块发生偏移影响其支撑力学强度和与骨面的贴合。

当然，现有的机器人并没有针对髋关节置换术、翻修术的模块，机器人的硬件也没有专门针对翻修术的设计。这也是我们致力于髋关节翻修机器人开发的原因，很快就会有针对髋关节翻修术的软硬件可以临床应用。例如：探针的延长线具备截取骨质后读的功能，从而可以替代测深尺，不仅可以提示进钉的角度也可以提示钉子的长度。术前设计可以明确垫块的外形和尺寸，机械臂锉磨与手持磨钻相结合处理骨床。这些软硬件的应用必将极大地提高髋关节翻修术的疗效和手术效率。

（周一新）

病例 1

一、病历摘要

【病史】男性，51 岁，主诉"左髋关节重建术后 13 年，疼痛伴活动受限 6 年"。患者 13 年前左侧股骨病理性骨折，在外院行左侧肿瘤髋关节置换，术后诊断"恶性组织细胞瘤"，予化疗处理。患者恢复可，下地行走无明显不适。6 年前患者自觉左髋部疼痛不适，行走时明显，休息可缓解，无静息痛及夜间痛，有活动受限，未行特殊治疗。症状逐渐进展。后出现下蹲、上下楼困难，步行小于 500m。

【查体】拄双拐入病房，骨盆无倾斜，左髋关节短缩畸形，左髋后外侧可见切口瘢痕，未见明显关节红肿，左髋关节腹股沟区压痛(+)，纵向叩击痛(-)，活动明显受限。左侧 Thomas 征(-)，因患者左髋活动受限，左侧 "4" 字征、Trendelenburg 征、Allis 征及侧 Ober 征未查，双下肢未见水肿，无感觉减退，双侧足背动脉搏动可触及。

【实验室检查】血常规、ESR、CRP 均未见明显异常。

【影像学资料】术前 X 线片见图 7-1-1。

双下肢动脉 CTA 检查所见：左侧假体上移突入盆腔，推挤左侧髂外动脉向内侧移位；腹主动脉、双侧髂总动脉、髂内及髂外动脉、股动脉、腘动脉、腓动脉、胫前及胫后动脉走行连续，管壁光滑，未见明确狭窄及中断。

髋关节 CT 平扫检查所见：左髋关节人工关节术后，人工关节内陷脱位进入盆腔(图 7-1-2)。

二、病例分析

1. 严格意义上讲，这不是一个髋关节翻修的病例，而是"转换型关节置换"，但是按照中国的传统来说，也可以算作一个髋关节翻修。

2. 髋臼侧的困难

(1)左侧髋臼骨盆内陷，但泪滴、耻骨支、坐骨支都比较完整，需要重建的点并不多，主要是前上方的缺损，有了机器人的帮助就变得容易了。

(2)害怕取出假体时损伤输尿管、盆腔内大血管和神经。

(3)取出假体时股骨头可能无法脱位，取出假体困难。

3. 股骨侧的困难　从柄侧来讲，并不认为这是一个Ⅳ型股骨，定义为"股骨残端"(femoral remnant)。柄的远端没有松动，在骨水泥中固定得很好。不管是什么原因，是离子的作用还是存在隐匿感染，股骨近端的骨质已经被吸收掉了，因此相对于髋臼，股骨侧存在更多不确定性，可能更难重建。

4. 诊断　左半髋关节置换术后骨盆内陷。

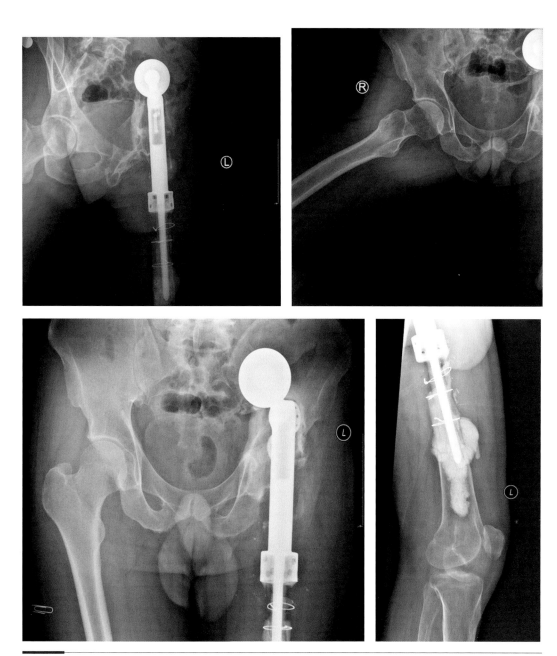

图 7-1-1　术前 X 线片

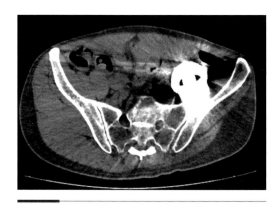

图 7-1-2　髋关节 CT 平扫

三、术前计划

1. 内陷假体取出困难较大,必须考虑到可能损伤血管或输尿管,术前要完善 CTA、血管造影等相关检查,可以考虑消毒铺单时留出髂前部位,出现意外时经髂腹股沟切口取出。术前与血管外科充分沟通,请血管外科术中站台,摆成漂浮体位,术中一旦出现血管破裂,就可以预先经导管介入,放入球囊,一旦破裂就打开球囊止血;将体位放平,经髂腹股沟入路暴露血管进行处理。

2. 股骨侧的骨量少,骨质薄弱,因此选择了沉管技术。沉管技术的引入不仅有助于维持柄中置,提高初始稳定性,还有利于维持长期的稳定性,利用 3D 打印的多孔管状结构,形成骨整合的基础,同时重建股骨髓内的类松质骨,为骨水泥提供长期固定。同时把这种技术看成是水泥和非水泥结合的技术。沉管技术的原理详见附录3。

3. 如何脱位?该患者肢体短缩比较多,无法靠牵引下肢脱位,所以要把柄切断,术前要准备钢板锯和金刚钻。

4. 要和患者交待,相对于其他患者,该患者术后股骨假体松动的可能性更高。由于使用了组配的假体,如果术后失败了,也可以保留股骨假体的近端,远端行全股骨置换。

5. 该患者肢体长度不确定,展肌结构和功能不确定,股外侧肌的连续性不确定,甚至髋关节周围软组织袖套的状态不确定,因此脱位的风险高。为了最小化风险,髋臼侧的旋转中心和入口平面不能妥协,因为一旦妥协,再加上股骨侧不确定因素,术后脱位的风险会更高。而借助机器人,就可以把髋臼侧重建到最完美的状态,将风险最小化,这是应用机器人进行翻修的主要优势之一。

6. Mako 机器人术前计划 臼杯直径:62mm;股骨头直径:36mm,前倾 40°,外展 20°,见图 7-1-3。

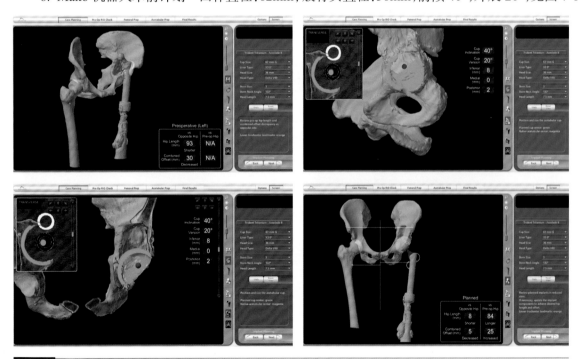

图 7-1-3 术前计划

四、手术情况

全身麻醉成功后,取漂浮右侧卧位,常规消毒铺单。术中使用外科术中止血装置止血。安装设置Mako 机器人辅助手术系统。于髂嵴处置 3 枚固定钉,安装示踪器。

取左膝及左股骨远端前侧切口,逐层切开皮肤、皮下、深筋膜,钝性分离股四头肌,显露股骨假体远端,钢板锯截断假体。

取左髋部后外侧原手术切口,逐层切开皮肤、皮下、深筋膜。顺肌纤维方向钝分臀大肌,显露髋关节,术中见股骨假体向上移位,陷入盆腔,松解周围纤维组织,向外拔除股骨假体,尝试取出髋臼假体失败,放弃取出髋臼假体。

清理髋臼周围组织,髋臼磨挫至 62mm 大小,髋臼顶骨缺损处予金属垫块填充(58mm × 60mm ×20mm),植入 62mm 非骨水泥型多孔髋臼假体,外倾角 40°,前倾角 20°,以螺钉辅助固定。

清理残留股骨远端髓腔近侧骨水泥,远侧开窗取出骨水泥,股骨远端扩髓至 15mm,远侧髓腔植入cone 填充,复位开窗截骨块,放置 3D 打印板覆盖,近侧植入圈形填充块填充,远近侧予钛缆捆绑固定。安放合适长度股骨柄试模,复位关节,压配满意。冲洗髓腔,植入 GMRS(远端 60mm)肿瘤假体。扭转试验阴性。植入相应聚乙烯内衬,安装 32mm+0 陶瓷(粉)股骨头假体。复位股骨截骨块,捆绑带捆绑固定。

复位关节,检查屈伸、收展及旋转活动满意,关节稳定。冲洗伤口,清点器械敷料无误,留置引流管 1根,逐层缝合伤口,无菌敷料包扎。拍片见假体位置满意。

手术时间 6 小时,出血 1 300ml。

术中注册见图 7-1-4。

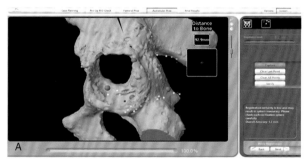
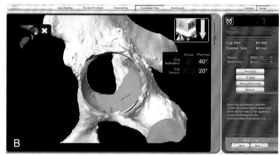
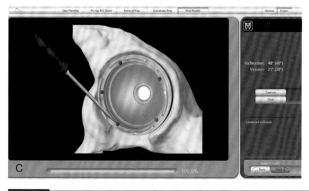

图 7-1-4 术中操作界面
A. 术中注册;B. 髋臼磨锉;C. 验证。

术中所见见图 7-1-5。

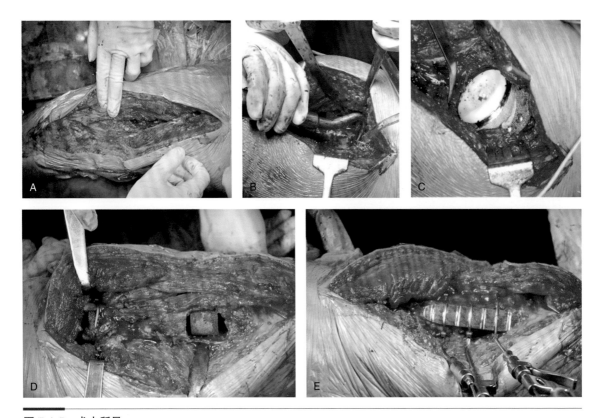

图 7-1-5 术中所见
A. 显露股骨假体远端；B. 显露假体近端；C. 采用 62mm 多孔臼杯及金属垫块进行髋臼重建；D. 3D 打印金属圈置入；E. 峡部成型钢板辅助远端固定。

五、术后情况

术后 2 天 X 线片见图 7-1-6；术后 6 个月随访 X 线片见图 7-1-7。

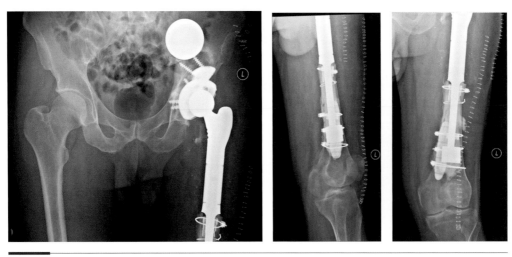

图 7-1-6 术后 2 天 X 线片

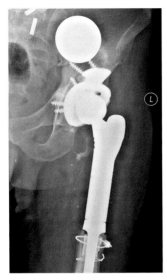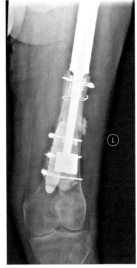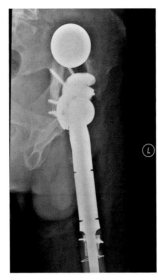

图 7-1-7 术后 6 个月 X 线片

7

六、总结思考

1. 取出内陷假体时,如何最小化损伤风险?

(1)内陷假体取出困难较大,必须考虑到可能损伤血管或输尿管,术前要完善 CTA、血管造影等相关检查。

(2)可以考虑消毒铺单时留出髂前部位,出现意外时经髂腹股沟切口取出。

(3)术前与血管外科充分沟通,必要时请血管外科术中辅助,对意外情况进行预防。

2. 为什么股骨侧选择沉管技术?(详见附录 3)

股骨侧的骨量少,骨质薄弱,沉管技术的引入不仅为了初期的稳定性,还有利于维持长期的稳定性。利用 3D 打印的多孔管状结构,形成骨整合的基础,同时重建股骨髓内的类松质骨,为骨水泥提供固定。同时把这种技术看成是水泥和非水泥结合的技术。

3. 机器人辅助的优势是什么?

(1)在面对复杂的翻修病例时,能够通过术前计划,精确计划手术参数,通过调整髋臼磨锉的直径、位置,建立可实现保留骨量、假体位置优化、金属垫块重建的合理方案,在术前演练手术过程,找出问题和解决办法。

(2)能够精准完成髋臼侧假体植入,当股骨侧出现很多不确定性时,通过使髋臼旋转中心和入口平面达到完美状态,最小化术后脱位的风险。

(3)寻找残余骨量,将臼杯位置放好,剩下的交给金属垫块"(Find bone left,well-position the cup,let augments do the rest.)。可通过三维影像精准了解残余骨的位置及形态,计划金属垫块重建方案。

(4)术中使用探针、三维剖面图可精准评估局部骨性解剖结构,降低手术风险。

(5)机械臂磨锉骨床可控制磨挫质量,提高骨床接触面积和磨锉面的球形度,改善固定稳定性。

（6）机械臂可用于稳定把持臼杯试模,精准控制角度,为规划、安装多孔金属垫块提供稳定的辅助。

4. 机器人辅助翻修的手术难点

（1）术前准备:金属伪影造成图像分割困难,建模误差大。

（2）术中注册:金属伪影、骨缺损等造成注册困难,注册时间长,对患者整体手术耐受性有一定影响。可根据假体固定的不同状态、假体材料、金属伪影程度、骨缺损程度等选择假体上注册、取假体后注册或完全臼外注册。

（3）术中无菌技术:器械增多,手术时间延长,增加感染风险,对无菌技术的要求高。

（4）机械臂摆位:对于显露困难的翻修手术,机械臂的空间位置可能与骨性结构碰撞,影响精准性。

（唐　浩　　王思远　　周一新）

病例 2

一、病例摘要

【病史】女性,82 岁,16 年前因右股骨颈骨折于外院行人工全髋关节置换术(右),术后功能良好。患者 1 个月前活动后出现右髋关节疼痛,与活动相关,休息可缓解,无夜间痛,伴活动受限,下蹲、上下楼困难,步行小于 100m。有高血压病 20 年,长期口服药物治疗(具体不详),血压控制良好。10 余年前因心动过缓于外院行心脏起搏器植入术。2 年前于外院诊断为"心衰"治疗后未再发作。6 年前行"胆囊切除术"。停用阿司匹林 1 月余,继续使用低分子肝素。

【查体】轮椅推入病房,骨盆无倾斜,右髋关节无畸形,外侧见长约 15cm 切口瘢痕、无关节红肿,右髋关节腹股沟区、大粗隆区压痛(+)、纵向叩击痛(-)、轻度活动受限。右侧"4"字征(+),双侧 Thomas 征(-),右侧 Trendelenburg 征(+),Allis 征(+),双下肢未见水肿,无感觉减退,双侧足背动脉搏动可触及。右下肢较对侧短缩约 2cm。右髋外展肌力 4 级。

【实验室检查】血常规、ESR、CRP 均未见明显异常。

【影像学资料】术前 X 线片(图 7-2-1):右髋关节置换术后,人工假体松动。

二、病例分析

1. 坐骨支、耻骨支、髂骨都有缺损。股骨假体周围有严重的骨溶解。

2. 斜位片上能看到后柱有一层薄薄的皮质,但是内部已经空了。前柱也可以看到耻骨支有大量的骨溶解。

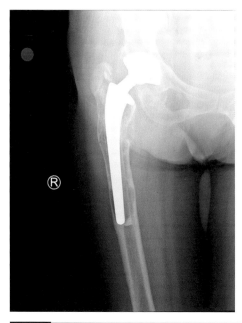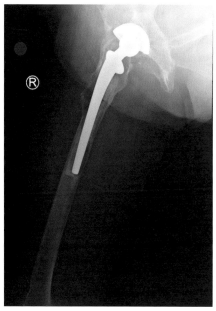

图 7-2-1　术前 X 线片

三、术前计划

术前通过三维重建可以看到三块骨头中的缺损情况，可以通过术前模拟臼杯的不同大小和方位，判断假体和松质骨的接触情况。术前计划见图 7-2-2。

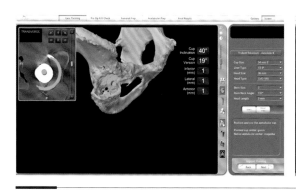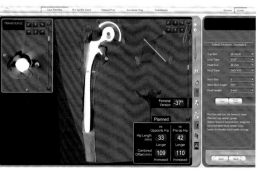

图 7-2-2　术前计划

四、手术情况

全身麻醉成功后，右侧卧位，常规消毒铺单。安装设置 Mako 机器人辅助手术系统。

于髂嵴处置 3 枚固定钉，安装示踪器。取右髋部后外侧原手术切口，逐层切开皮肤、皮下、深筋膜。顺肌纤维方向钝分臀大肌，显露髋关节。于股骨侧安装定位钉，注册。

清理髋臼周围组织，取出髋臼假体。于髋臼侧安装定位钉，注册。按术前计划，在机器人辅助下，髋臼磨锉至 60mm 大小,髋臼后上方缺损,置入髋臼填充块及垫块 4 枚,在机器人辅助下植入 60mm Tritanium 非骨水泥型多孔髋臼假体,外倾角 43°,前倾角 15°,以螺钉辅助固定,植入相应聚乙烯内衬。

行股骨大转子延长截骨,截骨长度为 10cm,完成截骨后,将截骨块连同外展肌牵向前侧,术中运用薄型骨刀凿开股骨柄和宿主骨之间的间隙,使用相应的工具顺利取出股骨柄假体和骨水泥。

股骨开髓,逐号扩髓后使用髓腔锉磨锉股骨髓腔至 17mm,压配满意。冲洗髓腔,植入 RM 17/265 远端锥形沟槽式锥形柄,近端扩髓后植入近端组件。扭转试验阴性。安装 36mm+0 陶瓷(粉)股骨头假体。

复位关节和复位截骨骨折块,置入大粗隆爪钢板,予 3 根捆绑带固定,检查屈伸、收展及旋转活动满意,关节稳定。

术中考虑:

1. 手术视野中,磨锉之后只有中间的骨床有新鲜出血,髂骨、坐骨、耻骨都有空窗,这样的患者仍然可以完成较为精确的注册。可以把原来的臼去掉进行注册,也可以保留原来的臼进行注册。在机器人的视角,磨锉后可以很清晰地显示骨缺损的情况,以及和半球形臼杯之间的关系。

2. 考虑到患者有腰椎疾病,需要根据 PSSZ 理论计算出最适合患者的臼杯角度,之后可以用机器人的机械臂将合适大小的髋臼试模,按照提前设计好的角度进行植入。

3. 髋臼上方放入 20mm 的斜坡型金属垫块,这样臼杯和前上方有紧密的接触。但是前下方如果放入 20mm 的垫块会不够紧密,25mm 的垫块又会太大。在机器人的操作界面,将臼杯旋转中心向上移动 1mm,向后方移动 0.75mm,同时将臼的直径从 56mm 增大到 58mm,因此相当于将臼杯总共向上移动了 2mm。这时将前上方 20mm 的垫块向后方转动 30°~40°,就可以保证臼杯和骨面有很好的压配效果。

4. 考虑到前下方骨缺损的形态,术者将臼杯和垫块用骨水泥粘到一起。这样上方和下方的垫块在放入后,可以和松质骨有紧密的接触,形成内部稳定性。

术中操作界面见图 7-2-3。

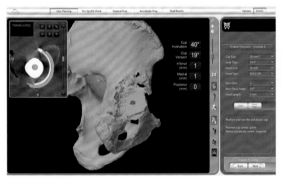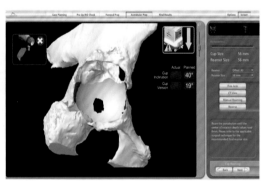

图 7-2-3　术中操作界面

磨锉之后只有中间的骨床有新鲜出血,髂骨、坐骨、耻骨都有严重缺损,见图 7-2-4。

更改计划,臼杯直径扩大 2mm,更改计划后界面见图 7-2-5。

术中所见见图 7-2-6。

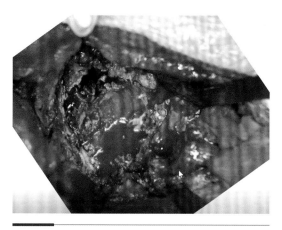

图 7-2-4　髂骨、坐骨、耻骨严重缺损

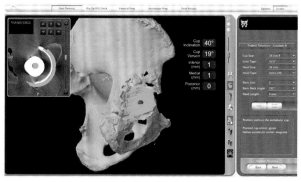
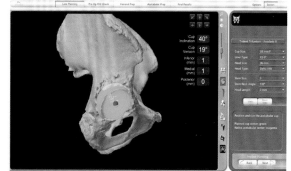
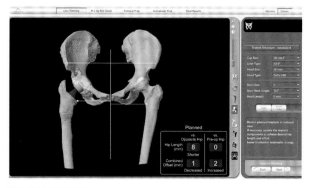

图 7-2-5　更改计划后界面

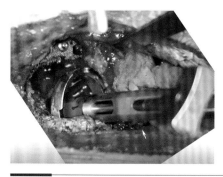
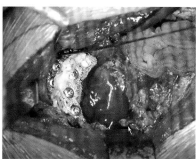
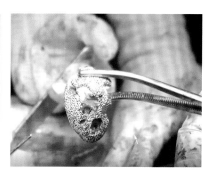

图 7-2-6　术中所见

五、术后情况

术后即刻 X 线片见图 7-2-7。

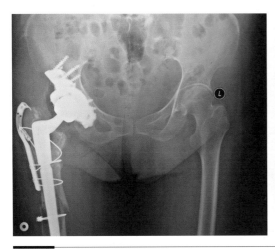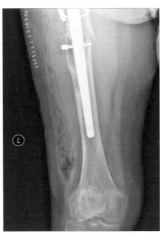

图 7-2-7 术后即刻 X 线片

六、总结思考

对伴随严重髋臼骨缺损的病例而言,机器人辅助翻修结合 RPC 理论能够相辅相成、共同促进;当术中所见骨缺损比预期严重、需要临时更改手术方案时,通过计算机模拟能够通过调整旋转中心位置,从而改变髋臼杯直径、垫块型号与位置,使术者不必在髋关节动力学与界面稳定性之间进行妥协。

(唐 浩 王思远 周一新)

第八章
金属离子病

8

8

　　髋关节和膝关节是开展最多的人工关节置换术,金属离子腐蚀相关的问题报道都集中在髋关节和钴离子中。目前获得研究最多的是钴离子,其他的金属如钛离子、铝离子等因为反应温和而未获得广泛研究。钴铬钼假体由于其具有优秀的摩擦性能,是骨科中应用广泛的金属材料,包括股骨头、股骨水泥柄假体以及人工膝关节假体等。人工髋关节假体的金属释放来源不仅有头-臼摩擦界面处(金对金界面假体),股骨头与股骨柄连接处的锥度腐蚀、组配式假体金属部件的微动界面处,还包括金属假体和其他部分的撞击、松动后在骨水泥袖套或骨质内的活动、金属假体在体液内的直接反应等。钴铬钼金属在接触空气后会在表面发生氧化,形成保护膜,从而减少金属的暴露和释放,但是在植入体内后会经过物理、化学过程而释放,导致血清钴离子浓度升高。钴离子最显著的人体不良反应是随着金对金假体的广泛植入而获得重视的。本中心自 2016 年 1 月—2018 年 12 月对行人工髋关节翻修术的患者进行了相关研究,体内有钴铬钼材质的翻修患者检测其术前血清钴离子浓度,发现大于 0.9μg/L 的患者占 27.7%(38/137),虽然单纯的钴离子浓度升高尚不能作为髋关节翻修的适应证,但是了解金属离子释放来源和离子浓度异常的发生率对外科医师理解人工髋关节置换术的失败模式、掌握手术适应证、手术决策以及假体选择很有意义。

　　钴元素在体内主要以离子状态存在,通过肾脏排泄,人群中的正常钴离子浓度为 0.19μg/L,其 95% 置信区间的上限为 0.42μg/L,外周血浓度大于 1μg/L 为工业上过度暴露的界限,大于 5μg/L 即被视为有害。Bradberry 等总结了 18 例与钴离子浓度升高相关的全身系统毒性,主要累及心脏、甲状腺、神经和视力系统。主要分为两类:第一类是 8 例初次置换的 MoM 假体,其中强生公司的 ASR 假体居多,患者钴离子浓度为 34.5(参考范围:13.6~6 521)μg/L。对于使用钴铬钼材料作为摩擦界面的金属对金属假体的患者来说,其血清钴离子浓度的变化与众多因素相关,包括假体设计、股骨头直径、手术中假体安放位置等。DeHaan 等报道,功能良好的 MoM 假体患者血清钴离子浓度为 2.4μg/L,而假体位置不良的患者为 9.8μg/L。由于骨床以及软组织受损,金属不良反应相关的髋关节翻修术并发症更高,会合并更高的感染、假体不稳定以及松动率。Crawford 等随访了 203 髋的 MOM 翻修病例,Harris 评分从术前 53.6 改善到 73.5,14%(28 髋)的患者需要再次手术,16 例要多次翻修,术前有假瘤的患者再翻修风险明显升高。4.2 年的生存率为 90.5%。所以手术前要同患者深入沟通,告知围手术期风险和长期效果。所幸关于针对金对金摩擦界面相关金属不良反应的翻修已经开展了十余年,随着众多金对金假体的退市和使用量的下降,严重的金属离子相关不良反应的报道也不会有大量的出现。Lainiala 等在 2019 年 JOA 的文章报道了 730 例金对金翻修的病例,其中最多的翻修病例出现在 2011—2013 年,而后逐年减少。英、美等国家对金对金假体的使用及术后随访均有相应的指南发布,国内由于引入市场较晚,金对金假体的患者相对较少,虽然还没有相应的随访指南发布,也应当借鉴各国经验和数据进行相应的患者随访工作,避免严重并发症的发生。第二类是使用金属头翻修陶瓷组件碎裂,共 10 例,血清钴离子浓度为 506(353~6 521)μg/L。有患者会出现聚乙烯磨穿,股骨头和髋臼外杯直接摩擦而导致的血清钴离子浓度异常升高的情况,这提示需要加强患者随访,尤其是术后时间较长的患者,要避免聚乙烯内衬的磨穿、断裂及其并发症的发生。

除了这两种常见情况以外,Dahlstrand 等报道了使用金对聚乙烯界面患者的钴离子浓度也会升高,其主要来源在于股骨头 - 股骨柄交界处的微动摩擦和腐蚀。White 等报道 60 例使用非水泥钛合金股骨柄假体的髋关节置换患者,术后平均 5 年随访时,30 例金属头对聚乙烯患者中 17 例患者(56.7%)钴离子浓度升高,平均为 2.0μg/L。7 例钴离子浓度大于 4.0μg/L 和 7 例有症状的患者假体周围 MRI 发现,4 例有早期的对金属不良反应表现。既往研究表明,钴铬钼头 - 钴铬钼柄的组配有更多的钴离子释放来源,轻度的交界处损伤即可产生较多的钴元素释放。股骨头和股骨柄锥处金属腐蚀的基本过程被称为机械辅助下的裂缝腐蚀(mechanically assisted crevice corrosion,MACC),其相关因素众多,包括不同材质组配、股骨头直径、股骨头和柄锥的设计、机械应力(患者体质量、植入时间、活动量)等因素。柄锥处的设计包括角度、长度、直径、表面处理等因素。Tan 等研究发现 11/13 的柄锥会有更高腐蚀的发生;Triantafyllopouls 等发现 PCA 的锥度设计比 V40 柄锥的更加耐腐蚀,柄锥处刚度更低的假体会有更高的微动腐蚀,其原因涉及材料的弹性模量和横截面积、锥度角度、股骨头结合深度等参数。总的原则还是对于使用大直径金属股骨头配合细长股骨颈的假体要注意是否有金属过度释放的问题。Bansal 等系统统计了明确因股骨柄锥处失败而行翻修的病例 46 例,均使用钴铬钼股骨头。其中 22 例患者进行了钴离子浓度的检测,平均浓度为 9.36(0.5~33.6)μg/L,仅 3 例患者钴离子浓度 <1μg/L,其余 19 例患者均为钴离子浓度异常升高。这提示对于使用 MOP 界面人工关节的患者,如果已经发现血清钴离子浓度升高,需要积极寻找原因并定期随访,关注金属析出情况的进展及其并发症情况,必要时行翻修手术治疗。使用组配柄也是钴离子的重要来源,其翻修术后也会合并较高的并发症。Inoue 等报道了 80 例使用颈部组配柄的局部不良组织反应(adverse local tissue reaction,ALTR)患者翻修病例,10% 的患者术后有假体相关并发症,6 例进行了再翻修(2 例脱位,2 例股骨松动,2 例假体周围骨折),该组患者 63 个月的生存率为 82%。本章节的意义在于提示骨科医师对于钴离子相关问题的知晓以及临床症状的警觉,因为本中心发现有超过 1/4 的髋关节翻修患者都有血清钴离子浓度的异常升高,应当引起医师的注意。

随着陶瓷头在国内的广泛使用,大直径金属球头的使用相对减少,钴离子释放的问题得到一定程度的解决。陶瓷材料不含有钴,也不会发生电解,因此使用陶瓷头可以显著降低微动腐蚀的发生。Kocagoz 等针对 100 例非因金属不良反应翻修的髋关节取出假体进行研究,其中钴铬钼股骨头每年金属析出量为 0.1(参考范围:0~8.8)mm³,柄锥结合处的金属释放主要发生于股骨头一侧,而非柄锥处,陶瓷头为 0(参考范围:0~0.4)mm³。因此建议在需要使用高偏距假体、患者肾功能受损的时候使用陶瓷头来降低股骨头 - 柄锥处的磨损和腐蚀。Wight 等研究了柄锥处腐蚀的危险因素,建议要慎重使用高偏距、大直径股骨头,对于超重、活动量大的患者也要特别谨慎使用大直径金属球头。在 2021 年美国髋膝关节医师协会、美国骨科医师协会及髋关节学会联合发表的《金属对聚乙烯人工全髋关节股骨头 - 颈 - 柄锥金属离子腐蚀风险分级标准》专家共识中,高风险的因素也是包括了高活动量、大于 40mm 钴铬钼球头、高偏距股骨假体等。

　　综上所述,血清钴离子浓度升高在髋关节翻修中并非罕见,对 MOM 摩擦界面、使用组配柄的患者应监测血清钴离子浓度和并发症情况。对使用 MOP 摩擦界面的人工髋关节患者也应当加强随访,避免发生聚乙烯磨穿和柄锥处相关的钴离子释放及其并发症。在使用大直径股骨头、高偏心距髋关节手术中慎重选用钴铬钼股骨头,尤其是合并肾功能不全、超重、活动量大的患者。对于临床医师来说,我们应当掌握相关知识,具备术前和术中的识别能力,首先是能够发现可能有金属离子不良反应的患者。识别金属来源,包括金对金假体、组配型假体、使用金属头关节,通过病史和查体了解患者有无金属相关的全身和局部的反应,通过 B 超或者假体周围核磁进行髋关节局部的检查。同时对患者采集血样和关节液进行金属浓度的检测,术中采集标本送检病理进行诊断。

（顾建明）

参考文献

［1］ SEMLITSCH M, WILLERT HG. Implant materials for hip endoprostheses: old proofs and new trends [J]. Arch Orthop Trauma Surg, 1995, 114 (2): 61-67.

［2］ KOCAGOZ SB, UNDERWOOD RJ, MACDONALD DW, et al. Ceramic Heads Decrease Metal Release Caused by Head-taper Fretting and Corrosion [J]. Clin Orthop Relat Res, 2016, 474 (4): 985-994.

［3］ KWON YM, MACAULIFFE J, ARAUZ PG, et al. Sensitivity and Specificity of Metal Ion Level in Predicting Adverse Local Tissue Reactions Due to Head-Neck Taper Corrosion in Primary Metal-on-Polyethylene Total Hip Arthroplasty [J]. J Arthroplasty, 2018, 33 (9): 3025-3029.

［4］ MISTRY JB, CHUGHTAI M, ELMALLAH RK, et al. Trunnionosis in total hip arthroplasty: a review [J]. J Orthop Traumatol, 2016, 17 (1): 1-6.

［5］ LIAO Y, HOFFMAN E, WIMMER M, et al. CoCrMo metal-on-metal hip replacements [J]. Phys Chem Chem Phys, 2013, 15 (3): 746-756.

［6］ BIJUKUMAR DR, SEGU A, SOUZA JCM, et al. Systemic and local toxicity of metal debris released from hip prostheses: A review of experimental approaches [J]. Nanomedicine, 2018, 14 (3): 951-963.

［7］ CHEUNG AC, BANERJEE S, CHERIAN JJ, et al. Systemic cobalt toxicity from total hip arthroplasties: review of a rare condition Part 1-history, mechanism, measurements, and pathophysiology [J]. Bone Joint J. 2016, 98-B (1): 6-13.

［8］ ZYWIEL MG, CHERIAN JJ, BANERJEE S, et al. Systemic cobalt toxicity from total hip arthroplasties: review of a rare condition Part 2. measurement, risk factors, and step-wise approach to treatment [J]. Bone Joint J, 2016, 98-B (1): 14-20.

［9］ LIOW MHL, KWON YM. Metal-on-metal total hip arthroplasty: risk factors for pseudotumours and clinical systematic evaluation. Int Orthop, 2017, 41 (5): 885-892.

［10］ ALIMONTI A, BOCCA B, MANNELLA E, et al. Assessment of reference values for selected elements in a healthy urban population [J]. Ann Ist Super Sanita, 2005, 41 (2): 181-187.

［11］ SANZ PÉREZ MI, RICO VILLORAS AM, MORENO VELASCO A, et al. Heart transplant secondary to cobalt toxicity after hip arthroplasty revision [J]. Hip Int, 2019, 29 (4): Np1-np5.

［12］ BRADBERRY SM, WILKINSON JM, FERNER RE. Systemic toxicity related to metal hip prostheses [J]. Clin Toxicol (Phila), 2014, 52 (8): 837-847.

［13］ DE HAAN R, PATTYN C, GILL HS, et al. Correlation between inclination of the acetabular component and metal ion levels in metal-on-metal hip resurfacing replacement [J]. J Bone Joint Surg Br, 2008, 90 (10): 1291-1297.

［14］ CRAWFORD DA, ADAMS JB, MORRIS MJ, et al. Revision of Failed Metal-on-Metal Total Hip Arthroplasty: Midterm Outcomes of 203 Consecutive Cases [J]. J Arthroplasty, 2019, 34 (8): 1755-1760.

［15］ LAINIALA OS, REITO AP, NIEMINEN JJ, et al. Declining Revision Burden of Metal-on-Metal Hip Arthroplasties [J]. J Arthroplasty, 2019, 34 (9): 2058-2064. e2051.

［16］ DAHLSTRAND H, STARK A, ANISSIAN L, et al. Elevated serum concentrations of cobalt, chromium, nickel, and manganese after metal-on-metal alloarthroplasty of the hip: a prospective randomized study [J]. J Arthroplasty, 2009, 24 (6): 837-845.

［17］ WHITE PB, MEFTAH M, RANAWAT AS, et al. A Comparison of Blood Metal Ions in Total Hip Arthroplasty Using Metal and Ceramic Heads [J]. J Arthroplasty, 2016, 31 (10): 2215-2220.

［18］ MALI S. Mechanically assisted crevice corrosion in metallic biomaterials: a review [J]. Materials Technology, 2016, 31: 1-9.

［19］ TAN SC, TEETER MG, DEL BALSO C, et al. Effect of Taper Design on Trunnionosis in Metal on Polyethylene Total Hip Arthroplasty [J]. J Arthroplasty, 2015, 30 (7): 1269-1272.

［20］ TRIANTAFYLLOPOULOS GK, ELPERS ME, BURKET JC, et al. Otto Aufranc Award: Large Heads Do Not Increase Damage at the Head-neck Taper of Metal-on-polyethylene Total Hip Arthroplasties [J]. Clin Orthop Relat Res, 2016, 474 (2): 330-338.

［21］ BANSAL T, AGGARWAL S, DHILLON MS, et al. Gross trunnion failure in metal on polyethylene total hip arthroplasty-a systematic review of literature [J]. Int Orthop, 2020, 44 (4): 609-621.

［22］ INOUE D, RESTREPO C, NOURIE B, et al. Clinical Results of Revision Hip Arthroplasty for Neck-Taper Corrosion and Adverse Local Tissue Reactions Around a Modular Neck Stem [J]. J Arthroplasty, 2020, 35 (6s): S289-s293.

［23］ WIGHT CM, LANTING B, SCHEMITSCH EH. Evidence based recommendations for reducing head-neck taper connection fretting corrosion in hip replacement prostheses [J]. Hip Int, 2017, 27 (6): 523-531.

［24］ KWON YM, DELLA VALLE CJ, LOMBARDI AV, et al. Risk Stratification Algorithm for Management of Head-Neck Taper Tribocorrosion in Patients with Metal-on-Polyethylene Total Hip Arthroplasty: Consensus Statement of the American Association of Hip and Knee Surgeons, the American Academy of Orthopaedic Surgeons, and The Hip Society [J]. J Bone Joint Surg Am, 2021, 103 (5): e18.

病例 1

一、病例摘要

【病史】男性,64 岁,主诉:"左髋关节疼痛 13 年,加重伴活动受限 1 年"。患者 13 年前不慎摔伤左髋部,诊断为"左股骨颈骨折",行左侧人工全髋关节置换术,手术顺利,术后行走近正常。1 年前出现左髋关节疼痛加重,与活动相关,休息可缓解,有夜间痛,有活动受限。症状逐渐进展,下蹲、上下楼困难,步行小于 200m。患者否认既往慢性病史。

【查体】跛行入病房,骨盆无倾斜,左髋关节短缩畸形,可见切口瘢痕、无关节红肿,左髋关节腹股沟区、臀区、大粗隆区、大腿近端压痛(+),纵向叩击痛(+),明显活动受限。左侧"4"字征(+),左侧 Thomas 征(+),左侧 Trendelenburg 征(+),Allis 征(+),左侧 Ober 征(–),双下肢未见水肿,无感觉减退,双侧足背动脉搏动可触及。

【实验室检查】术前血常规白细胞:5.13×10^9/L、ESR:2mm/h、C 反应蛋白:1.10mg/L。

金属离子相关检测结果:术前血浆 Cr 3.47ng/ml,Co 2.38ng/ml。

假体周围软组织 Campbell-ALVAL 评分 7 分。

【影像学资料】术前 X 线片见图 8-1-1;术前断层造影见图 8-1-2。

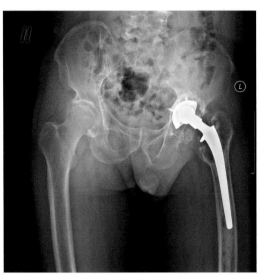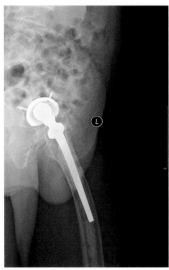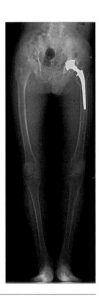

图 8-1-1　术前 X 线片

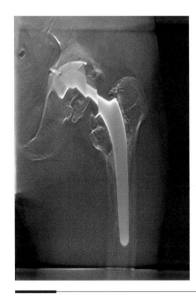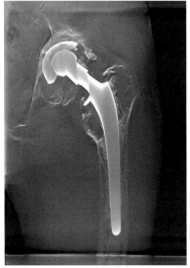

图 8-1-2　术前断层造影

二、病例分析

1. 患者左侧髋关节置换术后,初次置换使用 MoP 摩擦界面假体,股骨侧使用骨水泥型假体。患者术前 WBC、ESR、CRP 等指标无明显异常,无发热、皮肤破溃、流脓、关节肿胀、皮肤发红、皮温升高等征象,感染可能性较小。

2. 患者 X 线片及断层造影提示右髋关节假体松动,移位,股骨上移,假体周围可见明显透亮线影像,髋臼假体和股骨假体周边可见骨溶解。股骨髓腔假体周边及下方可见骨水泥影像。可见股骨头假体相对内衬上移。考虑患者存在无菌性松动和骨溶解,并且存在聚乙烯偏心磨损。

3. 患者术前血浆 Co、Cr 离子显著升高,考虑主要来源为左侧髋关节假体金属球头 - 柄锥连接处腐蚀所造成。此外,水泥柄松动与骨水泥摩擦也可能是金属离子来源之一。患者还可能存在金属离子腐蚀问题导致的 ALTR。

4. 综上,本例患者失败原因多样,除无菌性松动外,还可能存在 ALTR。

5. 诊断 左髋关节置换术后(MoP 假体)- 无菌性松动、ALTR。

三、术前计划

1. 患者 X 线片提示假体周围出现广泛骨溶解,髋臼侧可能面临严重骨缺损。如使用金属进行重建,术前需要准备多种类型金属垫块。此外股骨近端可能同样出现严重骨缺损,可以准备人工骨恢复部分骨量。股骨侧应准备较长的远端固定假体。

2. 患者金属离子浓度升高,考虑合并 ALTR,术中应对假体周围的不良软组织反应部分进行彻底清除,尽量避免使用含 Co、Cr 材料的假体,尽可能去除 ALTR 可能的来源。

3. 患者初次置换使用骨水泥假体,应当准备去除水泥的设备,如超声骨刀等。

4. 患者可能存在聚乙烯磨损导致的骨溶解,应避免继续使用普通聚乙烯内衬,更换陶瓷内衬或高交联聚乙烯内衬。

四、手术情况

1. 显露髋关节,脱位髋关节,取出股骨头假体。

2. 清除股骨近端瘢痕及不良软组织,可见股骨柄已经松动,轻松取出。清除周围不良反应软组织,见图 8-1-3。

3. 显露髋臼,取出聚乙烯内衬和髋臼假体。取出假体中,聚乙烯内衬偏心磨损,有撞击痕迹。金属球头与柄锥连接处可见腐蚀,Goldberg 评分为锥度 3 分、球头 3 分。股骨柄可见抛光。聚乙烯内衬和金属假体见图 8-1-4。

155

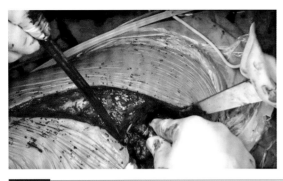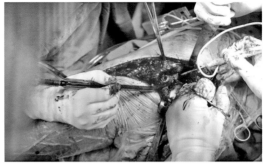

图 8-1-3　术中取出股骨柄，清除不良反应软组织

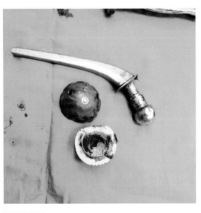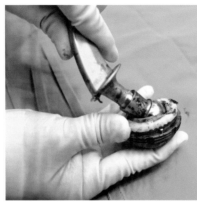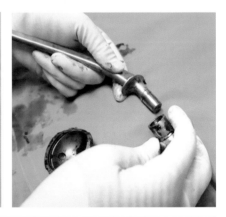

图 8-1-4　聚乙烯内衬和金属假体

4. 清理后见髋臼骨缺损严重，使用金属垫块填充缺损并提供支撑，见图 8-1-5。使用髋臼锉由小至大磨锉髋臼至 56mm 大小，骨床渗血满意。冲洗伤口，打入 58mm 非骨水泥型 TM Continuum 髋臼假体及聚乙烯髋臼内衬。

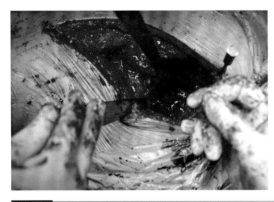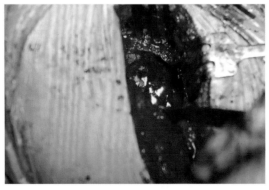

图 8-1-5　髋臼骨缺损使用金属垫块填充

5. 尽可能清除可能存在的 ALTR，送病理检查进行 ALVAL 评分。开始清理髓腔内的骨水泥。股骨近端畸形，远端骨水泥难以去除，遂行大粗隆延长截骨（ETO）。随后使用骨刀及超声骨刀清理髓腔内骨水泥，远端骨水泥块无法取出，打向远端，见图 8-1-6。

6. 磨钻打通股骨远端髓腔，依次行股骨扩髓至远端17mm 柄压配满意。植入 RM 195mm 直径 17mm 股骨假体。扭转试验阴性。近端髓腔扩髓至 23mm，植入股骨近端 23mm+20mm 假体柄，并与远端锁紧，安装 36mm+0mm 陶瓷（粉）股骨头假体。复位股骨近端截骨块，钢缆固定。

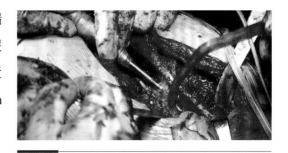

图 8-1-6　清理髓腔内骨水泥

五、术后情况及转归

1. 术后 Cr 2.30ng/ml，Co 1.18ng/ml。病理检查显示假体周围软组织 Campbell-ALVAL 评分 7 分。证实了患者存在金属离子浓度升高导致的 ALTR。

2. 患者术后恢复良好，逐渐正常下地负重。

3. 患者术后 3 个月 Cr 0.93ng/ml，Co 0.70ng/ml，均显著降低。

4. 其他随访情况　无痛，上下楼、平地行走不受限，功能恢复良好。X 线片提示假体位置良好，截骨处愈合。

术后 X 线片见图 8-1-7。

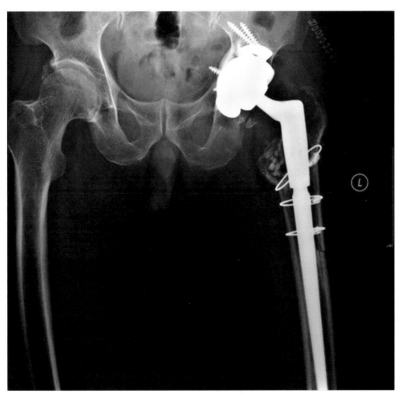
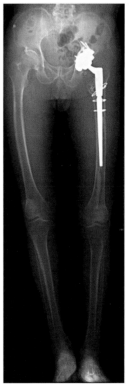

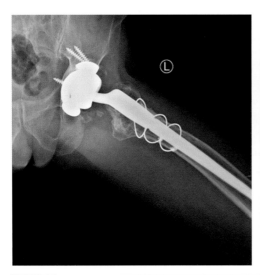
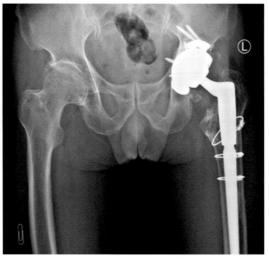

图 8-1-7　术后 X 线片

六、取出假体

取出的假体见图 8-1-8。股骨柄假体抛光,金属表面摩擦丢失,见图 8-1-9。头 - 颈连接处,可见腐蚀及金属沉积,见图 8-1-10。锥度(光镜及超景深显微镜)见图 8-1-11。球头内侧(光镜及超景深显微镜)见图 8-1-12。聚乙烯内衬磨损及撞击见图 8-1-13。

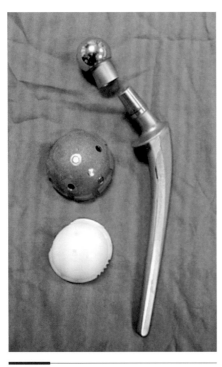

图 8-1-8　取出的假体

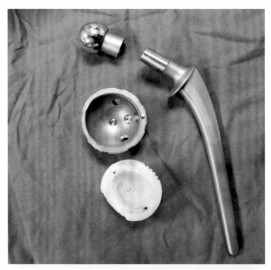
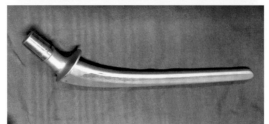

图 8-1-9　股骨柄假体

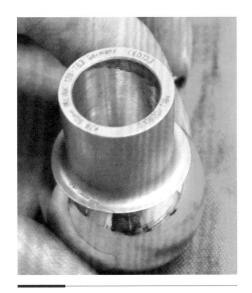

图 8-1-10　头 - 颈连接处

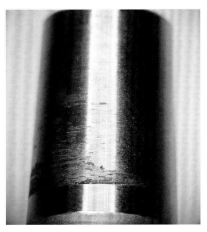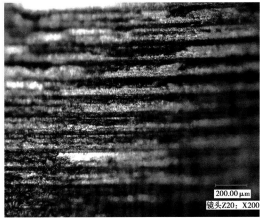

图 8-1-11　锥度（光镜及超景深显微镜）

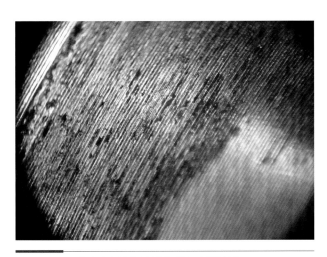

图 8-1-12　球头内侧（光镜及超景深显微镜）

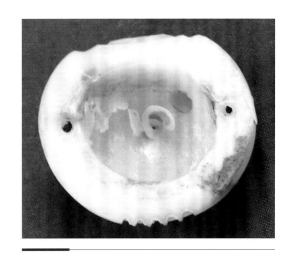

图 8-1-13　聚乙烯内衬

七、总结思考

1. 假体周围出现明显骨溶解,聚乙烯磨损,这样的患者可能会合并离子问题。假体周围出现非常明显的骨溶解,用聚乙烯磨损无法解释时,提示合并离子问题。

2. 多数骨水泥柄都非 Ti 材质,如果用 Ti 材质容易出现脱粘(debonding),而一旦脱粘则容易磨损(Ti 合金不耐磨)。骨水泥柄的常见材质是钴铬钼(CoCrMo)和不锈钢两种。不锈钢柄不能配 CoCrMo 头,如果这样搭配会出现严重的腐蚀。不锈钢柄通常要配不锈钢头或陶瓷头。而 CoCrMo 柄通常配 CoCrMo 头,但这并非一个很好的组合。因为这样搭配容易出现腐蚀。此病例患者是一个加长头,更易出现腐蚀。如果柄松动,柄与骨水泥会出现摩擦,取出柄后有时会在接触点发现抛光,这种抛光与袖套相符合,并且会释放金属离子。此患者有不止一个失败机制。本患者取出假体中可以看到这种抛光。

3. 此患者还可能合并无菌性松动,骨水泥袖套可能发生碎裂,柄在袖套中移位。这样的患者不适合使用 cement in cement,因为骨水泥袖套(尤其是近端)已经没有了,没有足够的机械性支撑,使用 cement in cement 会增加早期失败的风险。

4. 在髋关节翻修的病例中,假体撞击的发生率较高。

(冯 啸 顾建明 周一新)

病例 2

一、病例摘要

【病史】男性,43 岁,主诉:"右髋关节置换术后 7 年,疼痛 3 年。"患者 7 年前因股骨头缺血性坏死,于 2009 年在本院行右侧人工全髋关节置换术,2010 年行左侧置换,3 年前出现右髋关节疼痛,与活动相关,休息可缓解,无夜间痛,有活动受限,间断性出现右下肢疼痛不适,腹股沟区及臀区疼痛不明显,活动受限不明显。患者否认高血压、糖尿病、冠心病史,否认肝炎、结核等传染病史。2006 年因颅脑外伤行手术治疗。

【查体】步行入病房,骨盆无倾斜,右髋关节无畸形,见切口瘢痕,无关节红肿,右髋关节大粗隆区、大腿近端压痛(+),纵向叩击痛(+),轻度活动受限。右侧"4"字征(+),右侧 Thomas 征(-),右侧 Trendelenburg 征(-),Allis 征(-),右侧 Ober 征(+),双下肢未见水肿,无感觉减退,双侧足背动脉搏动可触及。

【实验室检查】术前血常规白细胞:$10.66 \times 10^9/L$、ESR:8mm/h、C 反应蛋白:6.71mg/L。

金属离子相关检测结果:术前血浆 Cr 6.00ng/ml,Co 9.75ng/ml。

假体周围软组织 Campbell-ALVAL 评分 7 分。

【影像学资料】术前 X 线片见图 8-2-1。

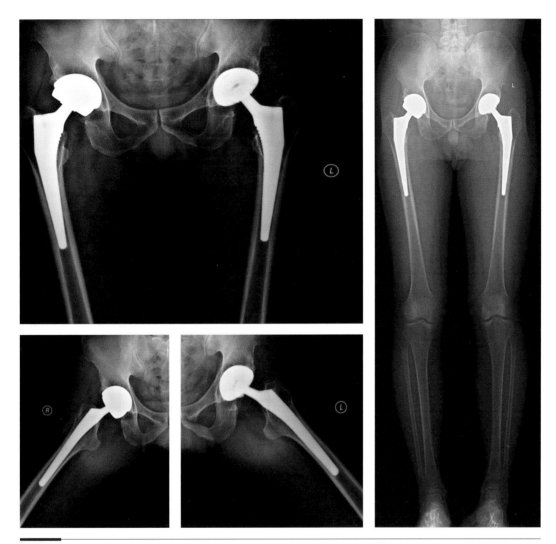

图 8-2-1 术前 X 线片

二、病例分析

1. 患者双侧髋关节置换术后,其中右侧为 MoM 摩擦界面假体。患者术前 WBC 偏高,但 ESR、CRP 正常,无发热、皮肤破溃、流脓、关节肿胀、皮肤发红、皮温升高等征象,感染可能性较小。

2. 患者术前 X 线片提示右侧人工髋关节假体位置可,髋臼侧及股骨侧未见明显骨溶解及松动迹象。

3. 患者术前血浆 Co、Cr 离子显著升高,考虑主要来源为右侧假体金属 - 金属界面摩擦释放及柄锥连接处腐蚀所造成。患者假体失败原因为金属离子问题导致的局部不良组织反应(ALTR)可能性大。

4. 诊断 右髋关节置换术后(MoM 假体)-ALTR 左髋关节置换术后(MoP 假体)。

三、术前计划

1. 患者 X 线片提示未见明显松动及骨溶解,考虑 ALTR,术中需要对假体周围的不良软组织反应部分进行彻底清除,并去掉金属股骨头及对应的金属髋臼,尽量消灭 ALTR 可能的来源。

2. ALTR 发生范围可能较为广泛,甚至会侵袭臀中肌。术中在尽量保证清除 ALTR 的前提下,也要避免过度松解软组织,可以考虑适当延长,以避免造成翻修后可能出现的髋关节不稳定。

3. 患者股骨侧生物型假体未见松动,位置良好,术中根据情况可考虑保留股骨假体,使用 option 陶瓷头进行翻修。

4. 患者翻修应尽量避免使用含有 Co、Cr 材质的假体。

四、手术情况

1. 显露髋关节,见髋关节周围液体聚集,见图 8-2-2。

2. 脱位髋关节,使用骨刀打出金属人工股骨头。术中可见柄锥及金属球头连接处腐蚀,见图 8-2-3。Goldberg 评分为锥度 3 分、球头 3 分。

3. 取出髋臼假体,见周围软组织肿胀,存在坏死组织,有白色假膜形成,见图 8-2-4。予以彻底清除,并送病理检查进行 ALVAL 评分。

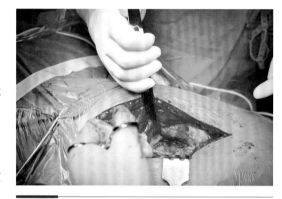

图 8-2-2　显露髋关节

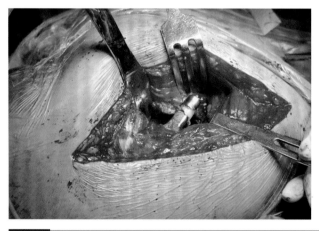

图 8-2-3　柄锥及金属球头连接处腐蚀

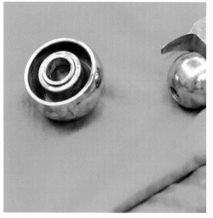

4. 尽可能清除 ALTR 后,使用髋臼锉由小至大磨锉髋臼至 54mm 大小,骨床渗血满意。冲洗伤口,植入 54mm 非骨水泥型 Pinnacle 髋臼假体以及陶瓷内衬,见图 8-2-5。

5. 患者股骨侧假体未松动,未翻修股骨假体,更换 option 头适配陶瓷内衬,见图 8-2-6。

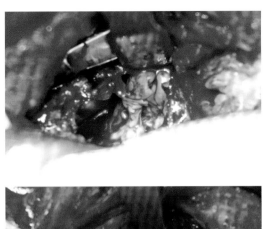
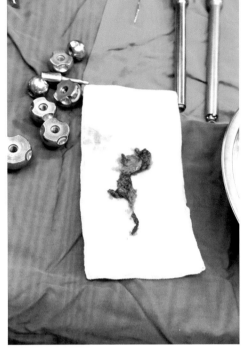

8

图 8-2-4　假体周围坏死组织及白色假膜

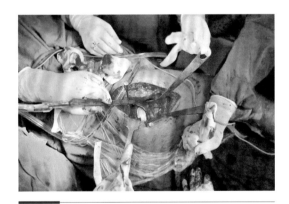

图 8-2-5　植入髋臼假体及内衬

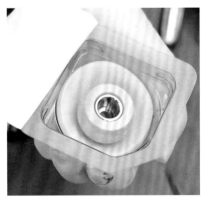
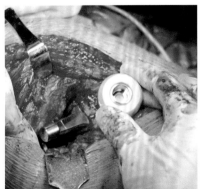
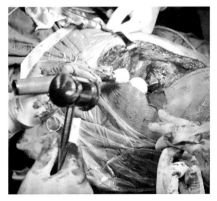

图 8-2-6　更换球头

五、术后情况及转归

1. 患者术中关节液检查 Cr 841.50ng/ml,Co 331.11ng/ml,术后血浆 Cr 2.76ng/ml,Co 0.87ng/ml。病理检查回报假体周围软组织 Campbell-ALVAL 评分 7 分。证实了患者存在金属离子浓度升高导致的 ALTR。

2. 患者术后恢复良好,逐渐正常下地负重。

3. 患者术后 3 个月 Cr 0.68ng/ml,Co 0.73ng/ml,均显著降低。

4. 其他随访情况　无痛,上下楼、平地行走不受限,功能恢复良好。X 线片提示假体位置良好。术后即刻 X 线片见图 8-2-7。术后 3 个月 X 线片见图 8-2-8。术后 6 个月 X 线片见图 8-2-9。

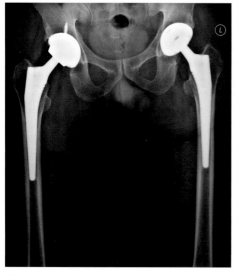
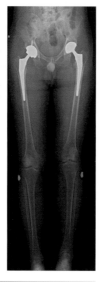

图 8-2-7　术后即刻 X 线片

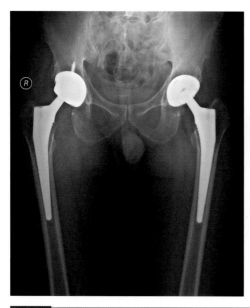
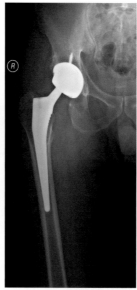
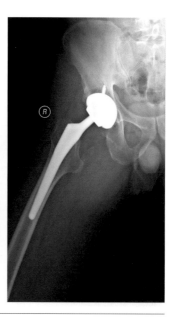

图 8-2-8　术后 3 个月 X 线片

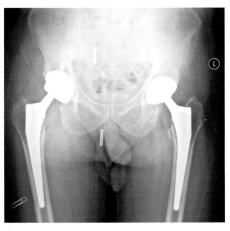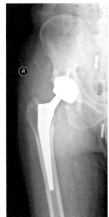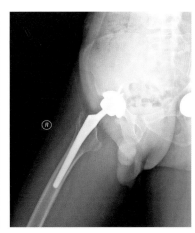

图 8-2-9　术后 6 个月 X 线片

六、取出假体

髋臼假体见图 8-2-10。

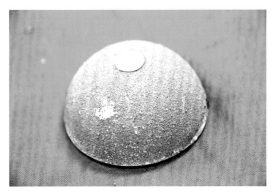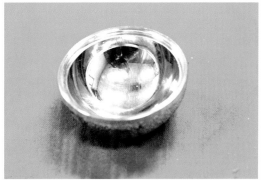

图 8-2-10　髋臼假体

金属球头见图 8-2-11。

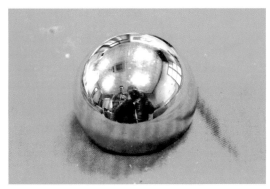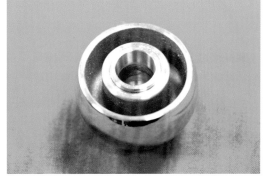

图 8-2-11　金属球头

显微镜下头 - 颈连接处,可见腐蚀及金属沉积,见图 8-2-12。

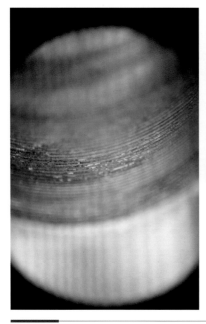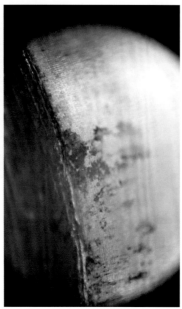

图 8-2-12　显微镜下头 - 颈连接处

七、总结思考

1. 碰到 MoM 磨损,术前离子浓度升高患者,如果有条件可以考虑术前完善减伪影的 MRI 检查,以了解局部不良组织反应(ALTR)。有的患者髋关节周围可能看到积液、假瘤、血管神经肌肉变化等。

2. 离子浓度升高患者可能会出现疼痛,尤其是术后 3~5 年出现疼痛,影像学未发现明显的骨溶解、松动等迹象,则需要考虑离子问题。这类患者除疼痛外,可能还会出现髋关节无力、下肢水肿,少数患者会出现全身症状(心力衰竭等)。

综合临床表现和影像学检查,可以从中找到一些离子问题的端倪。

3. 有些时候 ALTR 可能会与感染难以鉴别甚至并存。术前完善血常规、ESR、CRP 等相关检查,观察患者有无发热、皮肤破溃、流脓、关节肿胀、皮肤发红、皮温升高等征象。如果以上表现均正常则感染可能性较小。术前对金属离子腐蚀问题和 ALTR 的诊断是比较困难的,除临床表现和影像学检查(B 超、减伪影 MRI)等,血及关节液的金属离子水平也是非常重要的参考指标。目前对 ALTR 术前的诊断不应过分依赖某一指标,而应综合判断。

4. 某些情况下,在静止时患者所拍的卧位骨盆正位片上,假体位置显示良好。当患者站起来时,假体的角度可能就不合适了。对 MoM 假体的患者来说,比较惧怕边缘荷载(edge loading)。因为边缘荷载会破坏关节的润滑,导致更严重的磨损,以至于更容易出现金属离子腐蚀问题。

5. 当遇到 MoM 的患者,髋关节有疼痛,从以下几个方面考虑。

(1)如果髋臼周围出现透亮线,未见点焊,考虑髋臼杯松动。

（2）使用较大的股骨头，髋臼边缘和股骨头边缘可能与周围软组织发生撞击出现刺激。

（3）MoM 假体，金属与金属之间出现腐蚀不一定会出现磨损，而出现磨损一定会合并腐蚀。本例中患者有磨损，关节面会出现离子释放，导致组织反应和疼痛。

（4）使用较大的股骨头，具有较大的扭矩，这会传导到头颈之间，形成腐蚀，这是柄锥和股骨头之间的腐蚀。

（5）如果使用假体的柄有组配颈部组件，这也会对以上几点有一定影响。

6. 如何鉴别软组织刺激导致的疼痛和臼杯松动导致的疼痛？

如果是软组织撞击导致的疼痛，它可能和髋关节运动到一个极端的位置有很大的关系，比如让患者髋关节过伸，或做"4"字试验，或让患者髋关节过伸时内旋、外旋会引起疼痛。

如果是臼杯松动导致的疼痛，患者会出现起步痛、从椅子上站起的疼痛等表现。

7. 如何鉴别关节面磨损和柄锥与股骨头之间的腐蚀？

可能主要依赖离子浓度监测。如果 Cr,Co 不成比例增高，需要考虑柄锥腐蚀。如果 Cr、Co 浓度比接近 1:1~1:1.2,则主要考虑关节面磨损。

（冯 啸 顾建明 周一新）

病例 3

一、病例摘要

【病史】女性，75 岁，主诉"左髋关节置换术后 20 余年，疼痛 6 年"。患者 20 余年前无明显诱因出现左髋关节疼痛，2001 年就诊于我院，行 X 线片检查后考虑股骨头缺血性坏死，行人工全髋关节置换术（左）。术后疼痛症状缓解。6 年前左侧腹股沟再发酸痛，后就诊于我院门诊，查磁共振及血金属离子检查等，考虑假体周围骨溶解（左）。既往原发性高血压病史 20 余年。帕金森病史 10 年余，目前服用美多芭、息宁等药物治疗，控制水平中等。左侧肩关节脱位，左侧肱骨骨折手法复位石膏固定治疗后 1 年余。查体发现右肾积水，肾盂分离 2 年余。

【查体】左髋关节无畸形，后外侧可见陈旧切口瘢痕，无关节红肿。左髋关节腹股沟区压痛（+），纵向叩击痛（−），轻度活动受限，左侧"4"字征（+），左侧 Trendelenburg 征（+），左侧 Allis 征（−）。左大腿前方触及包块，界限不清，质软，有压痛。左侧臀大肌萎缩，双下肢股四头肌萎缩，双下肢轻度水肿。

【实验室检查】血常规：WBC 6.33×10^9/L，N 75%，嗜酸细胞比例 0.8%，CRP 2.4mg/L，ESR 19mm/h。

金属离子检测结果：术前血浆 Cr 0.23ng/ml，Co 6.69ng/ml。

【影像学资料】术前 X 线片见图 8-3-1。

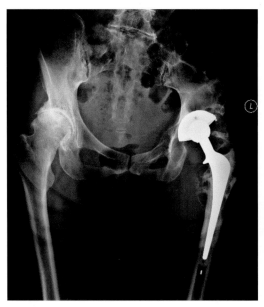
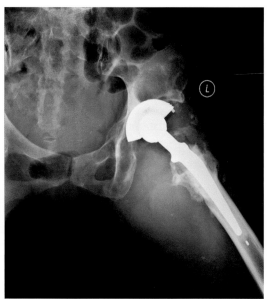

图 8-3-1 术前 X 线片

左髋关节假体 MRI 平扫检查所见：左髋关节置换术后；左髋关节积液，滑膜增生，内见多发低信号，累及左髋周围骨质；右侧髋臼边缘骨质增生，右侧股骨头及髋臼关节面多发囊变，右侧股骨头缺血坏死。左髋周围软组织水肿。骶神经根袖囊肿。左髋关节假体 MRI 平扫见图 8-3-2。

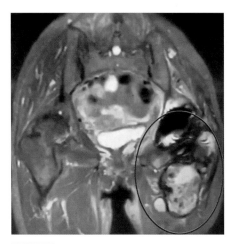
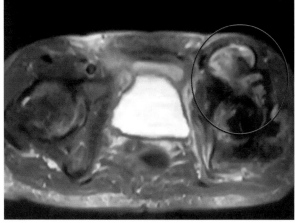

图 8-3-2 左髋关节假体 MRI 平扫

二、术前计划

1. 阅片讲解 髋臼侧可见髂骨、坐骨、耻骨大量骨溶解，耻骨支似乎有过骨折；股骨周围大量骨溶解，大粗隆上方、内侧似乎也有骨折痕迹。股骨头在髋臼内并无明显偏心性磨损。以上影像学征象让术者警惕：为何该患者 X 线片未见明显偏心性磨损，却有大量骨溶解？

结合临床表现进一步分析，患者全身状况较差，就诊时几乎无法行走，近 2 年来发生肾功能损害，查体可见大腿周围囊性占位。既往文献提示金属离子病可以导致心力衰竭。结合以上情况,笔者团队为患者进行了金属离子浓度筛查,发现钴离子、铬离子浓度均升高,且不成比例增高(disproportional increase)。

2. 重建策略 该患者为75岁高龄女性,全身状况差、合并症多,来我院就诊之前就诊过很多其他医院。大部分医生在阅片后认为髋臼、股骨假体均没有松动,且手术风险大,不建议翻修。

然而事实果真如此吗?尽管患者全身状况差、使手术风险增加,但是离子浓度问题极有可能是导致患者全身状况差的原因。患者疼痛明显、活动受限、大腿有包块,影像学骨破坏严重、大粗隆已经骨折,髂耻线也有病理性骨折痕迹,如果不进行翻修,后期可能导致假体周围骨折、无菌性松动、或假体周围感染;炎性假瘤包块可能导致神经功能进一步受损;大粗隆碎裂、臀中肌受到离子毒性损害,如果不翻修,潜在髋关节脱位的风险会随时间进一步增加。

综上所述,笔者决定为患者实施髋关节翻修术。尽管术前并未诊断髋臼假体松动,但必须将髋臼假体取出。该患者髋臼假体并非多孔,而是骨长上式假体,取出并不困难,但重建确实不易。

髋臼上方、耻骨支、坐骨支均有大量骨缺损,如何实现三点固定?笔者计划将耻骨支和坐骨各放一个莲花型金属垫块,上方用一块"腰斩"的扶拱型金属垫块填充,垫块与TM臼杯之间用骨水泥连接。股骨侧采取"速战速决"策略,取柄之后,用cement in cement技术放入Exeter假体,大粗隆钢缆捆扎。采用40双动头放进40髋臼内衬,增加跳跃距离,防止术后脱位。

三、手术过程及术中所见

行人工全髋关节翻修术 + 炎性假瘤切除(Continuum+3Augment+EXETER,MoP)。

左髋后外侧改良Gibson入路。臀大肌深层见一囊性肿物,大小约4cm×6cm,注射器抽出暗红色液体20ml,见图8-3-3。

沿肿物边缘完整切除,逐层显露假体。屈曲内收内旋,脱位髋关节。见股骨假体周围暗红色豆沙样组织,切除暗红色组织及假体周围骨赘,取出股骨假体,见图8-3-4。

取出髋臼假体,见假体深面骨组织松软,呈豆沙样改变。使用刮匙切除变性骨组织至硬质骨面。切除的病变组织及假体见图8-3-5。

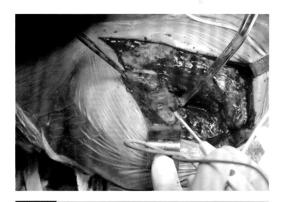

图8-3-3 左臀大肌深层囊性肿物

置入金属垫块3个,使用髋臼锉由小至大磨锉髋臼至56mm大小,骨床渗血满意。植入62mm非骨水泥型Continuum髋臼假体,压配良好,外倾角45°,前倾角25°,6枚螺钉辅助固定。

股骨植入Exeter股骨假体。

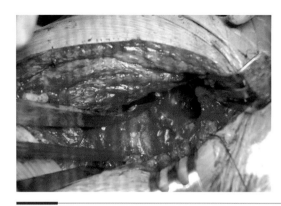
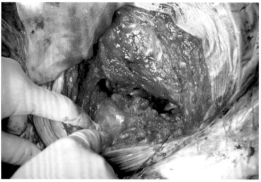

图 8-3-4　假体周围暗红色豆沙样组织

四、术后情况以及转归

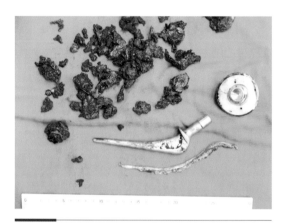

术后即刻 X 线片见图 8-3-6。

术后 6 个月 X 线片见图 8-3-7。

术后 3 个月 Cr 0.52ng/ml，Co 1.19ng/ml。

图 8-3-5　切除的病变组织及假体

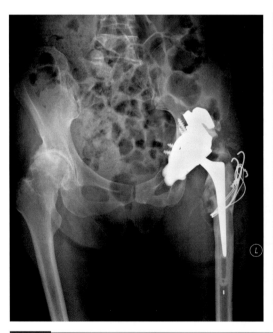
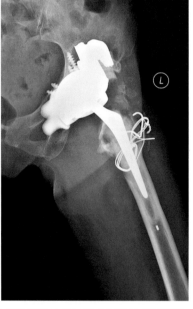

图 8-3-6　术后即刻 X 线片

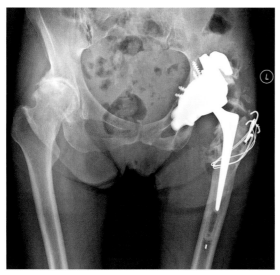
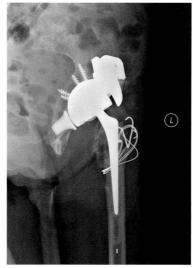

图 8-3-7　术后 6 个月 X 线片

五、总结思考

这是个让笔者非常引以为豪的病例。患者退休前是有色金属的研究人员，对金属离子有相当深入的研究，对手术需求也颇高。患者在术前全身状况很差，行走能力差、合并症多。经历笔者团队翻修手术后，精神面貌得到极大改善，全身状况、行走能力、髋关节活动能力均改善显著，离子浓度也明显下降。

1. 对本病例而言，如何诊断金属离子病？

就发病机理而言，影像学上的骨破坏由破骨细胞导致。激活破骨细胞的原因，无非以下 4 条：①骨与关节感染；②骨肿瘤；③聚乙烯颗粒导致的骨溶解；④金属离子病。患者就诊时拍摄磁共振，T2 相可见大范围液性区占位，请肿瘤科会诊后排除肿瘤。从症状和血清学表现除外感染；X 线并未见明显偏心性磨损征象。综上所述，在除外肿瘤、感染和聚乙烯颗粒相关骨溶解之后，结合血清学离子浓度检测，基本考虑金属离子病。

2. 造成该患者血液金属离子浓度升高的来源在哪里？

导致髋关节术后金属离子浓度升高的部位无非以下 4 个部件：臼、衬、头、柄。该患者的髋臼部件、股骨柄部件均无明显影像学松动征象，排除之后，离子来源只剩下头柄之间和头衬之间；该患者头、衬之间并非金对金界面，进一步排除后，来源基本考虑发生在头和柄锥之间。

从另一个角度推断，患者股骨假体为钴铬钼水泥柄，颈部较长，初次置换距今时间较长，如果钴铬钼柄松动、在水泥之间摩擦，取出假体后在受力处可见抛光磨损痕迹，产生的钴、铬离子浓度等比例升高。只有涉及化学原因、股骨头与柄锥之间发生电化学腐蚀，产生的钴、铬离子为非等比例升高。因此，离子来源最倾向股骨头与柄锥之间的腐蚀。

3. 股骨近端肌肉间隙中软组织假瘤需要清理吗？如何清理？

对金属离子病产生的炎性假瘤，术者需避免过度清理（over zealous debridement）。术野范围遇到则连囊壁切除,但并不需要像对假体周围感染一样完全清除,否则容易产生过度软组织破坏,导致术后脱位。

4. 术中为何将扶拱型金属垫块"腰斩式"切断?

髋臼后上方没有支撑,但有腔洞样缺损。器械厂家的扶拱型金属垫块太长,适配不满意,所以切断。笔者建议器械厂家研发更短尺寸的垫块,以应对更复杂的髋臼缺损。

5. 患者 X 线片可见严重的骨质破坏,如何与聚乙烯颗粒引起骨溶解进行鉴别?

对此病例,读者可以质疑:虽然髋臼内衬没有明显偏心磨损,但骨溶解为何不能是聚乙烯造成的? 根据术者临床经验,金属离子病的确可以导致骨溶解,特别是金对金界面,没有聚乙烯颗粒也可以导致。从影像学表现而言,二者并无特异性差异,因为骨破坏的本质都是金属离子或聚乙烯微粒刺激细胞因子,进一步刺激破骨细胞。

但二者 X 线片仍然可存在细微差异:聚乙烯颗粒造成骨溶解病灶流动性较差,在关节间隙缓慢扩张,类似良性肿瘤的表现,范围较小;金属离子病导致的骨溶解常伴随炎性假瘤,承受应力较多,离子流动性强,骨溶解范围较大。例如本病例,骨溶解区域已经蔓延至股骨中上段。但如果金属离子腐蚀范围较小,骨溶解局限于摩擦界面周围,则很难与聚乙烯导致的骨溶解鉴别。

(郑汉龙　顾建明　周一新)

8

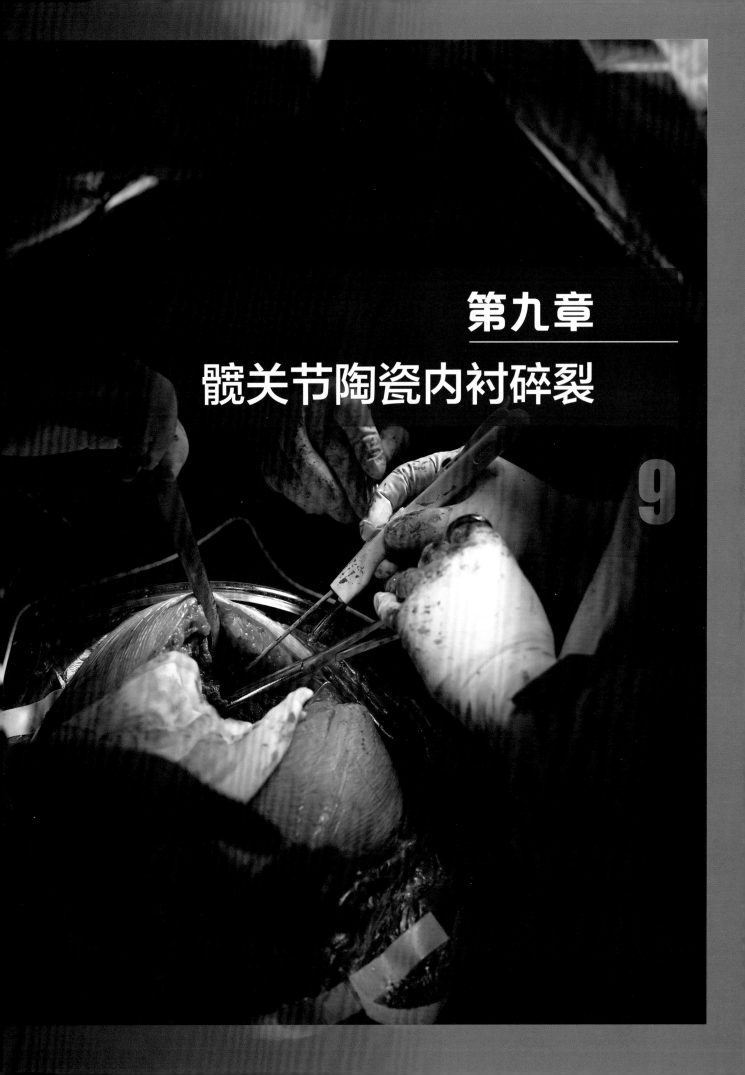

第九章

髋关节陶瓷内衬碎裂

9

人工髋关节陶瓷部件碎裂是 THA 术后的严重并发症之一,碎裂的陶瓷不仅可以导致局部症状,还可以因陶瓷碎屑的存在,导致金属部件的严重磨损,从而升高血液中的离子浓度,引起下肢水肿,肾功能受损及心脏功能衰竭等严重系统性并发症。

进入 21 世纪后,在全髋关节置换术中应用较广泛的陶瓷材料为 Biolox Forte(第三代陶瓷)与 Biolox Delta(第四代陶瓷)。从英国关节登记系统的数据看,第四代陶瓷相对于第三代陶瓷显著降低了股骨头的碎裂率(0.009% vs 0.119%),但并未降低陶瓷内衬的碎裂率(0.126% vs 0.112%)。

有诸多因素可能与陶瓷碎裂相关。总体上这些因素可以分为:材料因素、假体设计的力学因素及手术相关因素三方面。材料因素与构成陶瓷的晶相有关,例如 Biolox Delta 含有 17% 的氧化锆,这显著增加了氧化铝陶瓷的强度,在此基础上,氧化锶形成的小板状结构有助于吸收应力,更进一步增加了 Biolox Delta 的强度。最近,又有新的具有更高强度的关节面(如氮化硅)进入人工髋关节领域。陶瓷部件的设计,例如股骨头的大小、股骨头的长短、陶瓷内衬的厚度、锥锁设计等,都会因为不同程度上导致应力集中而影响陶瓷部件的碎裂概率。一般而言,小直径球头(如 28mm 股骨头)、加长或减短的股骨头、较薄的陶瓷内衬相对容易碎裂。手术因素更是与陶瓷部件碎裂直接相关的因素,从本院的资料看,Biolox Delta 陶瓷内衬的碎裂往往与术中陶瓷内衬没有完美坐落于金属外杯有关。

陶瓷碎裂的术前诊断主要依赖于影像学检查。陶瓷碎裂后,X 线下主要表现为边缘锐利的致密影,其密度均一且远大于皮质骨密度,但其位置及分布具有很大的不确定性。陶瓷碎裂诊断确定后,不应只满足于这一诊断,同时需要思考导致其碎裂的可能原因。同时,陶瓷碎裂后陶瓷头与金属臼杯磨损,增加了金属离子对组织的毒性作用,使组织抗感染的能力下降,更容易合并感染。而金属离子高的患者约有一半合并红细胞沉降率及 C 反应蛋白水平的升高,翻修术前行关节腔穿刺以排除感染,在陶瓷碎裂行翻修术前仍具有重要意义。

陶瓷碎裂翻修病例中,残留的碎屑往往会对新植入的股骨头和衬垫带来巨大的磨损风险,因此该类翻修病例中,往往需要进行彻底的滑膜切除以清除所残留的陶瓷碎屑和颗粒,同时术中除了需要考虑关节界面的选择,还应考虑髋臼的处理和股骨柄的处理。金属臼杯的处理上,需要考虑到碎裂的陶瓷内衬可能已经对金属杯造成了破坏,当金属杯与陶瓷内衬的锁扣机制被破坏以后,如果保留金属臼杯,会增加再翻修的风险。同时,针对陶瓷内衬碎裂的原因,如臼杯的安放位置、角度不理想等因素,也需要更换金属臼杯来予以纠正和改善。如果柄固定良好,柄锥良好且陶瓷头适配,软组织张力能够得到良好的恢复,可以考虑保留股骨柄,否则应翻修股骨柄以重建关节功能并保证较好的远期疗效。如果合并假体周围感染,则应按照假体周围感染的诊疗流程行相应处理。

陶瓷碎裂翻修术后的患者翻修术后的远期假体生存率在早期研究中相对较差，Allain J 等人发表的因陶瓷头碎裂而行髋关节翻修术的随访结果表明失败的主要危险因素在于未翻修臼杯、采用金属股骨头、未做彻底的滑膜切除以及患者年龄低于 50 岁等。同时该研究中，8 例患者（7.6%）发生了术后假体脱位。部分研究中所报道的术后脱位率甚至高达 33%。分析其脱位原因，可能在于金属和陶瓷磨损的碎屑会影响关节周围维持稳定的软组织（关节囊、臀中肌等），同时术中过度清创及暴露，也可能导致髋关节不稳定的出现。髋臼杯与股骨头直径的差异过大（cup-head difference），不合理的臼杯或股骨柄角度未能纠正等一系列因素也可能增加术后脱位的风险。对于有脱位风险的患者，可以考虑通过适当地下移臼杯（放于原臼的位置）或外移臼杯（改善软组织张力），调整臼杯的角度，或使用双动头假体等一系列措施予以预防。良好的术后管理对于防止脱位发生是很重要的一环，应引起重视。

整体而言，人工髋关节陶瓷部件碎裂尽管是 THA 术后相对少见的并发症之一，其诊断并不复杂，但选择合适的新界面，寻找导致陶瓷关节面碎裂的原因并于翻修术中予以纠正和改善，才能确保陶瓷碎裂的患者在髋关节翻修术后获得较好的远期疗效。

（尹星华）

参考文献

［1］ TONI A, TRAINA F, STEA S, et al. Early diagnosis of ceramic liner fracture. Guidelines based on a twelve-year clinical experience [J]. J Bone Joint Surg Am, 2006, 88 Suppl 4: 55-63.

［2］ HALLAN G, FENSTAD AM, FURNES O. What Is the Frequency of Fracture of Ceramic Components in THA？ Results from the Norwegian Arthroplasty Register from 1997 to 2017 [J]. Clin Orthop Relat Res, 2020, 478 (6): 1254-1261.

［3］ ZYWIEL MG, BRANDT JM, OVERGAARD CB, et al. Fatal cardiomyopathy after revision total hip replacement for fracture of a ceramic liner [J]. Bone Joint J, 2013, 95-B (1): 31-37.

［4］ CHEN YW, MOUSSI J, DRURY JL, et al. Zirconia in biomedical applications [J]. Expert Rev Med Devices, 2016, 13 (10): 945-963.

［5］ HAMILTON WG, MCAULEY JP, DENNIS DA, et al. THA with Delta ceramic on ceramic: results of a multicenter investigational device exemption trial [J]. Clin Orthop Relat Res, 2010, 468 (2): 358-366.

［6］ CHANG JD. Future bearing surfaces in total hip arthroplasty [J]. Clin Orthop Surg, 2014, 6 (1): 110-116.

［7］ HOWARD DP, WALL PDH, FERNANDEZ MA, et al. Ceramic-on-ceramic bearing fractures in total hip arthroplasty: an analysis of data from the National Joint Registry [J]. Bone Joint J, 2017, 99-B (8): 1012-1019.

［8］ TRAINA F, TASSINARI E, DE FINE M, et al. Revision of ceramic hip replacements for fracture of a ceramic component: AAOS exhibit selection [J]. J Bone Joint Surg Am, 2011, 93 (24): e147.

［9］ YI PH, CROSS MB, MORIC M, et al. Do serologic and synovial tests help diagnose infection in revision hip arthroplasty with metal-on-metal bearings or corrosion？ [J]. Clin Orthop Relat Res, 2015, 473 (2): 498-505.

［10］ RAMBANI R, KEPECS DM, MAKINEN TJ, et al. Revision Total Hip Arthroplasty for Fractured Ceramic Bearings: A Review of Best Practices for Revision Cases [J]. J Arthroplasty, 2017, 32 (6): 1959-1964.

［11］ ALLAIN J, ROUDOT-THORAVAL F, DELECRIN J, et al. Revision total hip arthroplasty performed after fracture of a ceramic femoral head. A multicenter survivorship study [J]. J Bone Joint Surg Am, 2003, 85 (5): 825-830.

［12］ ZAGRA L, BIANCHI L, GIACOMETTI CERONI R. Revision of ceramic fracture with ceramic-on-polyethylene in total hip arthroplasty: Medium-term results [J]. Injury, 2016, 47 Suppl 4: S116-S120.

[13] LEE SJ, KWAK HS, YOO JJ, et al. Bearing Change to Metal-On-Polyethylene for Ceramic Bearing Fracture in Total Hip Arthroplasty; Does It Work？ [J]. J Arthroplasty, 2016, 31 (1): 204-208.

病例 1

一、病例摘要

【病史】女性,68 岁,主诉:"右髋关节置换术后 1 年余,右髋疼痛及异响 1 个月"。患者 1 年 3 个月前因右侧股骨颈骨折于外院行右侧人工髋关节置换术,术后 3 天下床活动,5 天后出院回家,行功能锻炼。1 个月前行走时突感右髋部疼痛,伴有异响,活动略受限,自行回家休息。3 周前外院行 X 线检查,考虑"假体碎裂",遂进一步来我院就诊。

【查体】平车推入病房,右髋关节后外侧可见切口瘢痕,无红肿,右髋腹股沟区压痛(+),纵向叩击痛(+),右髋外展肌力正常,右髋关节轻度活动受限,右髋屈伸活动度 0°~90°。

【实验室检查】血常规、ESR、C 反应蛋白均在正常范围内。

【影像学资料】术前 X 线片见图 9-1-1。

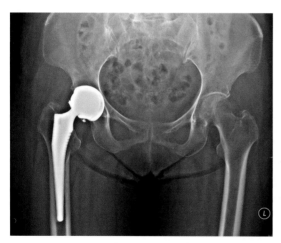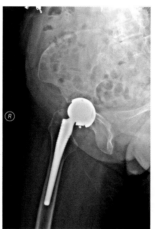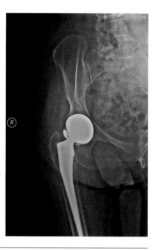

图 9-1-1　术前 X 线片

二、病例分析

1. 综合术前检查排除感染。

2. X 线片显示

(1)右髋人工关节术后,髋臼假体旋转中心位置、外展角可,股骨假体位置可。

（2）右髋假体头颈交界处周围可见边缘锐利的致密影，其密度远大于骨皮质密度。

3. 诊断　右髋关节置换术后陶瓷内衬碎裂。

三、术前计划

1. 明确陶瓷内衬碎裂诊断，并基本排除感染。

2. 拟术中取出碎裂陶瓷内衬及碎屑，取出金属臼杯，重建髋臼，安放新的金属臼杯及陶瓷内衬。

3. 拟术中取出股骨球头后，视假体柄情况，若其锥度区域无明显腐蚀或破坏，且假体柄与股骨结合稳定，前倾角合适，保留原股骨假体柄，更换新的陶瓷头。

四、手术情况

1. 按原手术切口及入路进行显露，见髋臼陶瓷内衬碎裂及散在的陶瓷碎片，部分成泥沙样，部分嵌入软组织里，见图 9-1-2。

2. 取出陶瓷内衬以后，可见金属杯的磨损，周围存在黑染组织，见图 9-1-3。切除髋臼周围多余瘢痕组织，取出髋臼假体，处理骨床并磨锉后，植入新的金属臼杯及陶瓷内衬。

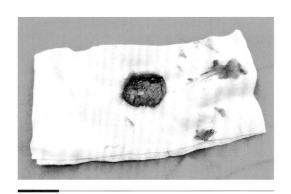

图 9-1-2　碎裂的陶瓷内衬

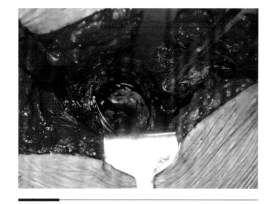

图 9-1-3　黑染组织

3. 切除股骨假体近端周围纤维瘢痕组织和骨组织，见股骨柄稳定性良好，锥度区域良好予以保留，更换新的陶瓷假体头。

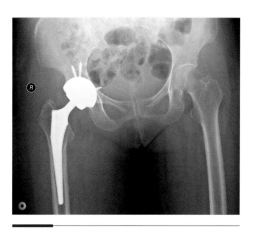

图 9-1-4　术后即刻正位片

五、术后情况及转归

1. 嘱患者术后拄双拐下地进行功能锻炼。

2. 术后即刻正位片见图 9-1-4。

六、总结思考

1. 如何判断有没有陶瓷碎裂？

陶瓷碎裂以后,会像磨砂一样,加速金属的磨损。部分陶瓷碎裂病例,碎裂可较为隐匿,可在 X 线下不显影。但此类患者,部分伴有异响,可进一步行 CT 扫描并观察陶瓷上的裂痕,同时也可以做血清的离子浓度检查辅助诊断。从陶瓷材料本身的角度考虑,相比第三代陶瓷(FORTE)而言,第四代陶瓷(DELTA)的密度非常高,若其碎裂,可见假体周围高密度影(如本病例)。

此外,第四代陶瓷(DELTA)出现以后,陶瓷头的碎裂率有显著下降,但是陶瓷内衬的碎裂率并没有显著下降,此点可为陶瓷碎裂的诊断提供参考。

2. 如何尽可能减少陶瓷碎裂的发生？

(1)关于陶瓷内衬:为了避免陶瓷内衬碎裂,如果碰到需要使用最薄的陶瓷内衬时,可适当磨锉髋臼,增加外杯直径,使在相同股骨头大小下的内衬厚度增加。此时需要注意的是,对于相同股骨头直径的金属臼杯,随着金属臼杯直径的增大,有的假体是金属臼杯的厚度在增加,而陶瓷内衬厚度不变,有的假体是金属臼杯的厚度不变,而陶瓷内衬的厚度增加,需术前知晓术中所用假体信息。

装完陶瓷内衬以后,一定要用手指去感受,陶瓷内衬与金属臼杯的边缘有没有"坐平",在确认陶瓷"坐平"之前,不要着急敲击打入陶瓷内衬。

(2)关于陶瓷头:当术中遇到预计会使用极端加头或极端减头的情况时,尽量用其他方法使股骨头长度向标准长度靠拢。因为加长头或减头更容易使陶瓷头在柄锥上的应力集中,使之更容易发生碎裂。

3. 此病例陶瓷内衬碎裂的原因是什么？

术后即刻的 X 线片上可见,陶瓷内衬并没有很好地"坐"到金属臼杯里(见图 9-1-5,陶瓷内衬边缘和金属

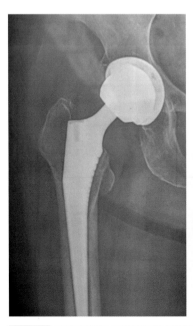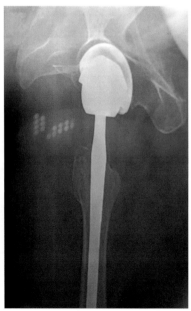

图 9-1-5　术后即刻 X 线片

臼杯边缘并没有"坐平")。同时需要注意的是,陶瓷内衬和股骨颈之间的撞击是碎裂的很重要的一个原因。

4. 陶瓷内衬碎裂翻修时,能否只更换陶瓷内衬?

一般而言,陶瓷内衬碎裂也会对金属臼杯造成破坏,当金属臼杯与陶瓷内衬的锁扣机制破坏以后,不更换金属臼杯很容易再出现问题。同时,陶瓷内衬碎裂通常是有原因的,比如臼杯的安放位置,这时也需要更换金属臼杯来改善旋转中心和角度。最后,如果单纯更换关节界面是无法消除碎裂造成的对软组织的影响,可能会导致关节不稳定。

5. 翻修时,如果关节里有很多碎屑(金属或陶瓷等),关节界面怎么选择? 陶瓷对陶瓷、陶瓷对聚乙烯、还是金属对聚乙烯?

关节里的金属或陶瓷碎屑作为第三体,会增加关节界面的磨损,所以应尽可能选用耐磨的材料,首选陶瓷对陶瓷。如果陶瓷对陶瓷界面因其他的考虑或限制条件不能使用,再考虑陶瓷对聚乙烯,决不能用金属对聚乙烯(包括黑晶表面金属头对聚乙烯)。当选用陶瓷对聚乙烯界面时,陶瓷的碎屑有可能会被挤到聚乙烯里去,所以当用陶瓷对聚乙烯界面翻修时,不会引起灾难性问题,但如果用金属头来翻修,一旦碎屑把关节表面磨坏,暴露粗糙的金属,磨损会飞速地增加。

(尹星华　邵宏翊)

9

病例 2

一、病例摘要

【病史】男性,61 岁,主诉"右髋关节置换术后疼痛、活动受限,反复关节脱位 6 年"。患者 16 年前因车祸外伤致右侧髋臼骨折,于外院行切开复位内固定术。6 年前因右股骨头缺血性坏死在外院行右全髋关节置换术。术后自觉右髋疼痛及活动受限无明显改善,并出现反复髋关节脱位,就诊于我院。

【查体】跛行步态,拄双拐入病房,骨盆无倾斜,右髋关节无畸形,未见关节红肿,右髋关节大粗隆区压痛(+),纵向叩击痛(−),轻度活动受限。右侧"4"字征(+),右侧 Thomas 征(+),右侧 Trendelenburg 征(+),双下肢未见水肿,无感觉减退,双侧足背动脉搏动可触及。

【实验室检查】血液学检查:ESR 48mm/h,CRP 34.5mg/L,WBC 5.60×10^9/L,中性粒细胞比例(NEUT%)59.5%。

【影像学资料】术前双髋关节正位见图 9-2-1。

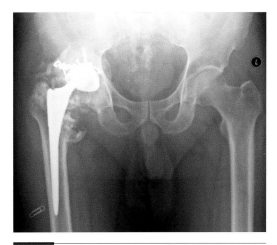

图 9-2-1　术前双髋关节正位 X 线片

术前髋关节 CT 检查见图 9-2-2。

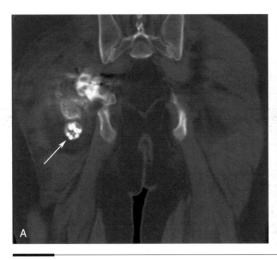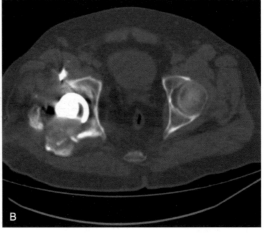

图 9-2-2 术前髋关节 CT
A. 冠状面中箭头所指处可见散在高密度影,且见被软组织影包绕;B. 横断面中可见假体头已与金属臼杯直接接触,且可见臼杯处于后倾位。

【髋关节穿刺活检】

1. 穿刺液常规 为浑浊血性液,白细胞计数 2 624/mm³,白细胞单核比例 8%,白细胞多核比例 92%。黎氏蛋白定性。

2. 穿刺液培养 培养 5 天细菌(需氧和厌氧)及真菌未生长。

3. 穿刺液活检 (右髋关节)富含胶原的纤维囊壁组织(右髋关节假体周围组织)破碎胶原纤维伴大量色素沉着。活检病理切片见图 9-2-3。

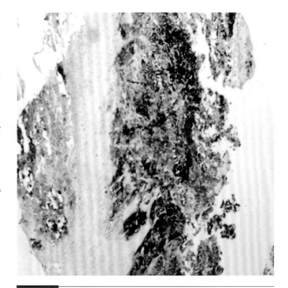

图 9-2-3 活检病理切片

二、病例分析

1. 虽然该患者假体安放位置及角度不是非常完美,但在髋关节置换术后短短几年内出现问题,再结合患者的化验检查和穿刺结果,需要考虑感染的可能性。

2. 关于髋臼周围散在多发的软组织致密影,因为该患者在髋臼骨折后,行内固定手术,又行 THA,所以考虑异位骨化。但 CT 上可以看到假体股骨头和金属臼杯已经接触,且髋关节周围被软组织包裹的颗粒状物密度非常高,考虑来源于人工关节假体。

3. X 线片以及 CT 片显示

(1)X 线片示右髋人工关节置换术后改变,可见股骨头旋转中心向上外方移位,髋关节周围可见多处散在致密影。

(2)CT 示颗粒状高密度影被软组织影包裹,且股骨假体未与髋臼假体杯处于同一旋转中心。

4. 诊断　髋关节假体陶瓷内衬碎裂,髋关节不稳定,假体周围感染不除外。

三、术前计划

因术前不能完全排除感染的可能,拟行二期翻修。

四、手术情况

1. 术中切开皮肤,进入皮下组织及深部组织,可见大量黑染组织。去除黑染及可疑坏死组织,取出所有假体。吸引器吸出来的液体含大量黑染组织,见图 9-2-4。

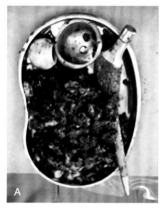
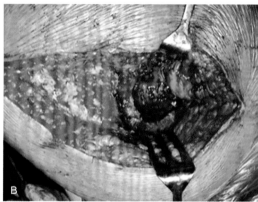
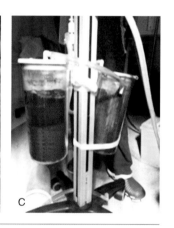

图 9-2-4　术中见大量黑染组织
A. 取出的假体及大量黑染组织,假体包括金属臼杯、金属柄、陶瓷头、碎裂的陶瓷内衬;B. 髋关节术野内可见黑染组织;C. 吸引出来的液体呈黑色。

2. 显露假体关节界面,取出碎裂内衬,显露金属臼杯,可见股骨头已完全把金属外杯磨穿,可证实是陶瓷碎裂,见图 9-2-5。

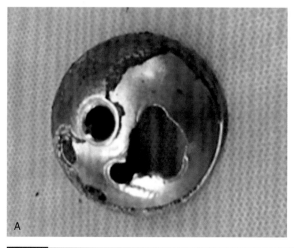
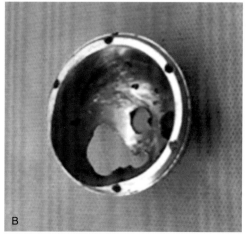

图 9-2-5　金属外杯磨穿
A. 金属臼杯外面观;B. 内面观。

3. 术中按计划,置入临时间隔物,术后即刻 X 线片见图 9-2-6。

五、假体取出间隔物置入术后后续治疗及转归

术后采集患者血样,送金属离子检查,发现钛离子的浓度增高,其原因是陶瓷碎裂以后,陶瓷头使金属臼杯磨损所致。

6 周后行二期翻修,翻修术后 X 线正位片见图 9-2-7。

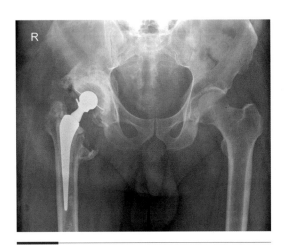

图 9-2-6　术后即刻 X 线片

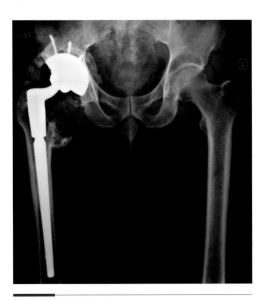

图 9-2-7　翻修术后 X 线正位片

术后 2 个月患者出现假体脱位,在急诊给予闭合复位,复位后给患者穿上"丁"字鞋,在过度矫正位制动 6 周,之后再未发生脱位。

六、总结思考

1. 对于髋关节翻修的患者,穿刺是否必须?

我们认为穿刺应该作为所有髋关节翻修患者的一个常规检查,因为在感染与非感染之间,往往没有一个明确的界限。我们的临床实践中,曾遇到过 ESR 和 CRP 都正常的患者,术后病理发现是感染(结核),也有术前并不认为是感染的病例,术中培养呈阳性,并提示是常见的假体周围感染菌种。同时,部分患者本身有合并感染的易感因素,如金属腐蚀(corrosion)。这种情况下易感是因为金属离子对组织的毒性作用,使组织抗感染的能力下降,导致比一般患者更容易合并感染。因此,我们认为即使患者有明确的失败机制,如金属腐蚀或陶瓷碎裂,也不应满足于一个诊断,还应考虑是否进一步排除感染。

如果实际临床治疗情况不能满足所有翻修患者常规接受穿刺检查,至少对于任何早期失败的患者,或可疑感染的患者(即使 ESR 和 CRP 是正常的),是应该行关节腔穿刺的。

此外,病理检查对翻修的病例有重要指导意义,它可以报告医师组织损害评分,并可提示看到金属的

碎屑、水泥碎屑、聚乙烯碎屑等,也会提示有没有细菌甚至是结核菌。

2. 如何鉴别异位骨化与陶瓷碎裂?

异位骨化有一个发生发展的过程,且异位骨化在髋部的分布是有一定规律可循的,一般与宿主骨相连,边缘圆钝,且其密度不均一。异位骨化与钙化的区别是前者是有骨性结构的,而后者没有。

陶瓷碎裂的出现一般是即刻的,位置及分布有很大的不确定性,且影像学上边缘锐利。对于陶瓷本身而言,第四代陶瓷(DELTA)的影像学密度要高于第三代陶瓷(FORTE),所以如果关节周围见高密度影,且患者用的陶瓷是第四代的,这将进一步提示是陶瓷碎裂。

3. 此病例陶瓷碎裂及金属臼杯磨损的原因是什么?

此患者股骨颈部可见于臼侧假体撞击的痕迹。从假体的位置及角度考虑,此病例臼杯旋转中心升高,臼杯的外展角较小,假体柄内翻,使偏心距增加,因此高度怀疑撞击造成的陶瓷碎裂。

4. 此患者的髋臼杯和股骨头之间发生了磨损,但如果股骨头和柄锥部分没有磨损,会翻修假体柄吗?

如果柄固定良好,软组织张力也没问题,柄短期内也不会松动,柄锥良好,能找到匹配这个柄锥的陶瓷头,可以考虑保留股骨柄。

5. 此类 ESR 与 CRP 高的患者怎么鉴别感染非感染?

影像学上看到陶瓷碎裂,看到股骨头与臼杯的关系,结合穿刺液是黑色的,再结合穿刺液的中性粒细胞与白细胞不是很高,再结合金属离子浓度高的人有约一半人 ESR、CRP 是高的,综合而言,可判断是陶瓷碎裂引起的一系列病变导致的 ESR、CRP 的增高。

6. 为何此病例二期翻修术后会脱位?

金属磨损的碎屑会影响关节周围维持稳定的软组织(关节囊、臀中肌等),最终导致关节的不稳定。还有可能的因素是术中的清创及对软组织的一些操作(过度清理认为不好的软组织,包括黑染组织等),会导致髋关节不稳定的出现。髋臼杯与股骨头直径的差异较大(cup-head difference),更容易脱位。此病例中,髋臼杯的前倾角放的不够大,可能成为一个脱位的因素。

这个患者在闭合复位以后,穿"丁"字鞋,置于过度矫正位 6 周后,未再脱位。因此,对于这类存在具有脱位高风险的患者,良好的术后管理对于防止脱位发生是很重要的一环,应引起重视。

对于有脱位风险的人,处理上可以把臼杯往下移(放于原臼的位置),并往外侧移(改善软组织张力),改善臼杯的角度,也可考虑用双动头假体。

7. 如何阅读髋关节术后 X 线片?

我们按照 A-B-C 的顺序阅读 X 线片,举例此病例:

A:alignment(力线),此病例的臼杯旋转中心位置不理想,臼杯朝向(如外展角)不理想,假体柄内翻。

B:bone(骨性结构),此病例中假体周围的骨质发生改变(如小转子部位)。

C:cartilage(人工关节界面),此病例髋臼杯与假体头不同心了,说明关节界面出了严重的问题。且可见关节周围散在高密度影,密度高于骨皮质。

(尹星华　邵宏翊)

Notebook of Revision Total Hip Arthroplasty

第十章

强直性脊柱炎髋关节翻修术

10

强直性脊柱炎（ankylosing spondylitis，AS）是最常累及髋关节的脊柱关节病。年轻 AS 患者常见髋关节受累，多为双侧。目前全髋关节置换术（total hip arthroplasty，THA）是这类严重髋关节受累的最有效的治疗方式。随着 THA 治疗在 AS 患者中逐渐普及，AS 患者的全髋关节翻修术也越发常见，但目前仍较缺乏 AS 髋关节翻修术后的随访研究和系统分型。

一、流行病学

AS 患者大约 24%~50% 有不同程度的髋关节受累，大约 5% 的 AS 患者需要 THA 手术治疗。AS 患者初次髋关节置换手术的年龄通常较为年轻，多数患者治疗后效果满意。由于 AS 患者的全身性炎症活动以及脊柱融合、矢状位失衡等特征，AS 髋关节翻修手术后脱位、异位骨化等并发症的发生率可能高于常规翻修手术。但本中心的随访研究显示，AS 患者术后髋关节僵硬者较多，而脱位者较少。感染、无菌性松动等其他并发症发生率亦无明显升高。

文献报道 AS 患者初次 THA 的 10 年、15 年、20 年假体生存率分别为 90%、78%、64%。AS 髋关节翻修的随访研究较少，文献报道 5 年、10 年、15 年假体生存率分别为 95%、89% 和 89%。本中心的随访研究中，AS 患者髋关节翻修术后 5 年、10 年假体生存率分别为 95% 和 91%。

二、治疗计划

AS 患者行 THA 翻修手术围手术期的治疗计划要点包括：

1. 进行 BASDAI、BASFI 评分，评价患者围手术期的 AS 活动度和关节功能。

2. 制定围手术期的 AS 药物治疗方案。

3. 系统评价髋臼侧和股骨侧骨缺损的严重程度，制定相应的重建计划。

4. 脊柱受累的患者需要行脊柱全长 X 线或 EOS 检查，评估矢状位失平衡的严重程度。

5. 必要时应该行骨盆 - 髋关节 CT 检查结果，设计最理想的臼杯和垫块位置，可结合使用术中导航或手术机器人实现术前设计。

6. 异位骨化的术前分级和术后治疗 / 预防。

三、术后功能和并发症

本中心的随访研究显示,AS 髋关节翻修术后 HHS 和 BASFI 评分都有明显改善。与初次置换的 AS 患者相同,AS 患者髋关节翻修术后髋关节屈伸活动度低于常规髋关节翻修术后患者,而脱位发生率并无明显升高。尽管术后髋关节活动较为僵硬,大多数 AS 患者仍然对翻修手术的效果非常满意。可能的原因是髋关节翻修的 AS 患者多数脊柱骨盆完全融合,躯干活动主要依靠髋膝关节代偿完成,而与术前相比,髋关节翻修手术能够显著改善髋关节的活动度。AS 患者异位骨化发生率亦明显高于常规翻修手术患者,但人工髋关节翻修术后多数异位骨化病灶为 Brooker Ⅰ或Ⅱ级,未明显影响术后关节活动度。其他出现的并发症包括:感染、假体周围骨折、无菌性松动、伤口延迟愈合、深静脉血栓、双下肢不等长、肢体疼痛或麻木。本中心的随访中未出现任何脊柱相关的并发症。

四、总结

AS 患者的人工全髋关节翻修治疗与常规髋关节翻修的主要区别包括术前 AS 的活动度评价和围手术期药物治疗方案的调整,以及术后异位骨化的预防。手术原则方面,脊柱受累严重的病例需要仔细的术前设计以考虑矢状位平衡和臼杯的最理想放置位置。术前髋关节僵硬较重的病例,术中应适当进行松解以期改善术后活动度。

（陈　朗）

10

参考文献

［1］VANDER CRUYSSEN B, MUÑOZ-GOMARIZ E, FONT P, et al. Hip involvement in ankylosing spondylitis: epidemiology and risk factors associated with hip replacement surgery [J]. Rheumatology (Oxford), 2010, 49 (1): p. 73-81.

［2］TANG WM, C. K. Primary Total Hip Arthroplasty in Patients With Ankylosing Spondylitis [J]. J Arthroplasty, 2000, 15 (1): p. 25-28.

［3］SWEENEY S, G R, TAYLOR G, CALIN A. Total hip arthroplasty in ankylosing spondylitis: outcome in 340 patients [J]. J Rheumatol, 2001. 28 (8): p. 1862-1866.

［4］BUKOWSKI BR, CLARK NJ, TAUNTON MJ, et al. Revision Total Hip Arthroplasty in Patients with Ankylosing Spondylitis: Long-Term Results [J]. J Arthroplasty, 2020, 35 (9): 2573-2580.

10

病例 1

一、病例摘要

【病史】男性,65 岁,主诉"双髋关节置换术后 18 年,双髋关节疼痛活动受限 1 年。"患者 1996 年前因强直性脊柱炎累及双髋关节于外院行双侧 THA 手术治疗。术后恢复可。2013 年前无明显诱因出现双髋关节疼痛、活动受限。疼痛与活动相关,逐渐加重。

【查体】轮椅入室。双髋关节后外侧可见切口瘢痕,无红肿,双髋关节大粗隆区压痛(+),纵向叩击痛(+),髋关节严重活动受限。ROM:右髋前屈 50°,后伸 0°,外展 5°,内收 0°,内旋 10°,外旋 10°;左髋前屈 80°,后伸 5°,外展 15°,内收 10°,内旋 15°,外旋 15°。脊柱强直。神经查体无特殊。

【实验室检查】血常规、ESR、C 反应蛋白均在正常范围。

【影像学资料】术前 X 线片见图 10-1-1。

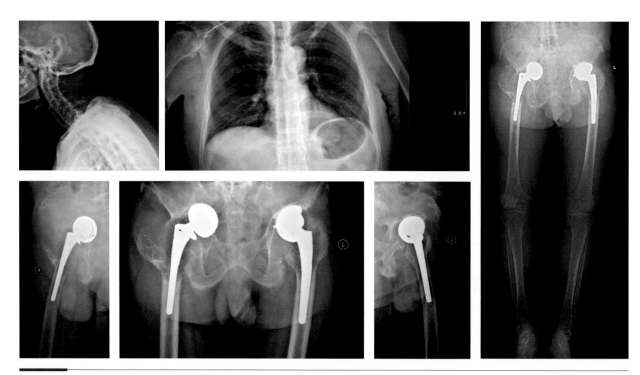

图 10-1-1　术前 X 线片

二、病例分析

1. 综合术前检查基本排除感染。

2. X 线平片以及 CT 片显示

(1) 力线（alignment）：骨盆后倾；骶髂关节、脊柱融合；Shenton 线不连续，旋转中心向上移位（左髋向内上，右髋向外上）。

(2) 骨（bone）：髂嵴、粗隆、坐骨结节等附力点有骨形成，假体周围骨溶解，大粗隆周围膨胀性骨溶解。正常臼所在的位置上明显骨量缺损，只剩狭长的臼底周围骨量，已看不见前后臼缘的投影，推测髋臼前后柱缺损，侧位更为明显。右髋 Kohler 线已被突破，且 Kohler 线中断而且边界模糊不清。泪滴、耻骨支、坐骨支部分缺损。骨盆缺损"喇叭口"的朝向：本病例右髋"喇叭口"形的骨盆缺损开口朝外，因此重建后稳定性会较开口朝内的喇叭口形骨缺损更好。

(3) 软骨（cartilage）：人工关节摩擦界面偏心性磨损。

(4) 其他：因为术中很难预测臼杯的功能位，所以即使术中根据解剖标志等放置的位置显示满意，术后负重时臼杯的功能位可能也不满意，进而导致边缘负重和撞击导致磨损和骨溶解。

3. 诊断　强直性脊柱炎，双髋关节置换术后假体松动，骨溶解。

三、术前计划

既往强直性脊柱炎（ankylosing spondylitis，AS）病史。

1. BASFI、BASDAI 评分评估疾病活动度和功能。

2. 围手术期活动性 AS 的药物治疗

(1) 系统风湿科诊疗：非甾体抗炎药（NSAIDs），改善病情抗风湿药物（DMARDs），生物制剂（单抗）。

(2) NSAIDs 停用原则同前。

(3) DMARDs：例如 MTX，来氟米特，柳氮磺胺吡啶。继续正常使用，不加，不减，不停，不会增加并发症风险。

(4) 生物制剂：AS 用的很多，活动度高的患者需要用 2~3 个月的时间化验指标就正常了。正常后停 1 个用药周期就可以了，比如易赛普两周打一次停两周。如果保守期间就停 2 个用药周期。

(5) 手术以后 1~2 个月之后再开始用生物制剂。

(6) 激素 / 含有激素的中药：激素治疗 AS 无价值，如遇到 AS 患者使用激素应格外小心，提示之前诊疗和依从性的问题。需要按照激素减停策略停药后手术。

3. 脊柱矢状位平衡对翻修 THA 的影响

(1) 骨盆后倾，闭孔竖径跟横径比例超过 2：1。

(2) 考虑是否要先做脊柱矫形手术。

(3) 因为骨盆的位置，所以前倾角和外展角要变。

(4) 如果骨盆后倾超过 45°，那么前倾角和外展角都要调整 15°。臼杯角度宁小勿大。

4. 异位骨化的预防

(1) 是 AS 术后比较大的并发症，发病率较高。但是 Brooker 3 和 4 级的并不多，主要影响 ROM 屈曲

10

和旋转。

(2)常见的两个预防方式,一个是术后的 NSAIDs,第二个是放疗。

(3)NSAIDs:抑制剂都可以,不是必须用吲哚美辛。效果相同。

(4)术前 0.5~1 天做放疗。

5. AS 感染不是主要问题,术后感染风险并无明确升高。

6. HLA B27 基因包括 01~04 位点,中国人 04 多,但是这种改变是双刃剑,有了容易得 AS,但不容易感染。

7. 我院 2013 年统计 220 例 AS 行 THA 治疗的队列,脱位 2 例。较低的脱位发生率可能与术后活动度小有关。

8. 术后 ROM 小的危险因素 ①术前挛缩;②术前 CRP 水平高;③术后异位骨化;④股骨头直径小。

9. 不应试图用 THA 解决脊柱畸形和失衡问题。应请脊柱科同事会诊,必要时行脊柱截骨矫形手术治疗脊柱畸形。

本病例具体特点对应的左髋手术计划和设计如下:

(1)髋臼侧:从三点固定的理论来看,前上的点也许存在,后下坐骨支的点骨量应该尚可,负重区连带后柱需要重建,所以术前要准备金属垫块。

(2)股骨侧:股骨中段骨量满意。近端巨大膨胀性骨溶解,需要用有近端骨整合的股骨假体固定。

四、手术情况

1. 右髋

(1)术中可见髋臼内壁、上缘 4cm 直径巨大节段性、包容性骨缺损,清理瘢痕组织。磨挫髋臼至 62mm 直径,臼内上方安放弧形金属垫块 1 枚,螺钉 1 枚固定,安放 62mm 多孔 TM 臼杯,前倾 30°,外展 40°,与垫块之间间隔骨水泥,多枚螺钉固定臼杯。

(2)大粗隆内侧巨大炎性假瘤,切开囊壁,囊肿内大量胶冻样炎性组织,取出假瘤内容物,刮匙刮除囊壁组织,大转子部严重包容性骨缺损,外展肌附力点完整,股骨中远段骨质良好。股骨假体已明显松动。尝试股骨假体远端髓腔脱位困难,纵行截开股骨皮质 2cm 长度,牵引后成功将股骨柄从远端髓腔脱出。

(3)使用 RM 14 号远端股骨假体。扭转试验阴性。安装 27mm 直径 +10mm 近端 RM 假体袖套,前倾角 10°;爪型钢板钢缆固定近端大转子及中段股骨皮质。

(4)使用聚乙烯内衬,安装 32mm 标准陶瓷(粉)头。

2. 左髋

(1)髋臼内壁、上缘可见巨大节段性、包容性骨缺损;髋臼上方弧形 TM 金属垫块 2 枚,重建髋臼上缘,而后使用 68mm 多孔 TM 臼杯。

(2)植入 RM14 号远端股骨假体。扭转试验阴性。安装 36mm 直径,偏心距 4mm 近端 RM21 号袖套,前倾角 10°。

（3）使用聚乙烯内衬,安装 32mm-4mm 陶瓷股骨头假体。

五、术后情况及转归

1. 嘱患者术后 2 周挂拐下地,6 周部分负重,3 个月完全负重。

2. 临床随访情况　Harris 评分 87 分,无痛,上下楼、平地行走不受限。术后 3 个月内逐渐加强屈髋和外展功能练习。步行距离 2km。

术后即刻正位片见图 10-1-2。

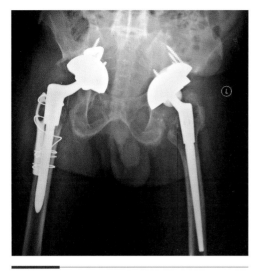

图 10-1-2　术后即刻正位片

六、总结思考

1. AS 翻修患者要关注脊柱骨盆失衡对人工髋关节的可能影响。

2. 脊柱如有严重畸形应行脊柱截骨矫形手术治疗后,择期治疗髋关节疾病。不应试图用髋关节置换术过分代偿严重脊柱畸形和矢状位失衡导致的功能障碍。

3. 围手术期 AS 相关用药策略需要细致制定,包括活动期 AS 的治疗以及与 AS 相关并发症的预防。

（陈　朗　边　涛　张　亮）

10

Notebook of Revision Total Hip Arthroplasty

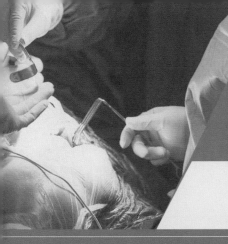

Notebook of Revision Total
Hip Arthroplasty

附 录

附录 1　髋关节周围骨缺损的 Paprosky 分型

一、Paprosky 股骨骨缺损分型系统（附表 1-1、见图 2-0-1）

附表 1-1　Paprosky 股骨骨缺损分型系统

分型	定义	干骺端	骨干	近端重塑	重建方法
I	干骺端轻微的松质骨缺损	完整	完整	无	近端压配的非骨水泥固定
II	干骺端广泛的松质骨缺损，骨干皮质骨完整	无	完整	轻微	广泛涂层的非水泥柄
IIIA	干骺端严重破坏，无支撑能力，但是骨干有超过 4cm 的完整皮质骨	无	股骨峡部长度大于 4cm	明显	广泛涂层的非水泥柄适用于髓腔直径小于 19mm，组配或非组配的锥形带嵴钛合金柄于髓腔直径小于 19mm
IIIB	干骺端严重破坏，无支撑能力，且骨干只有不到 4cm 的完整皮质骨	无	股骨峡部长度小于 4cm	明显	组配的锥形带嵴钛合金柄
IV	干骺端和骨干均严重破坏，且股骨髓腔扩大，峡部无支撑能力	无	无	轻微	异体骨假体复合物、打压植骨联合长水泥柄或者近端股骨置换

二、Paprosky 髋臼侧骨缺损分型系统(附表 1-2)

附表 1-2　Paprosky 髋臼侧骨缺损分型系统

I	髋臼缘无明显骨缺损或假体移位
II	髋臼侧有骨缺损,但起支撑作用的髋臼柱完整,假体向上内侧或上外侧移位小于 2cm A. 上内侧 B. 上外侧(臼顶缺如) C. 仅内侧缺损
III	上方移位大于 2cm,坐骨和内壁缺损严重 A. Kohler 线完整,骨缺损位置:10 点到 2 点位置 B. Kohler 线不完整,骨缺损位置更为广泛:9 点到 5 点位置
IV	骨盆不连续(PD)

III A 型又被称之为上外型(up and out)。III B 型又被称之为上内型(up and in)。

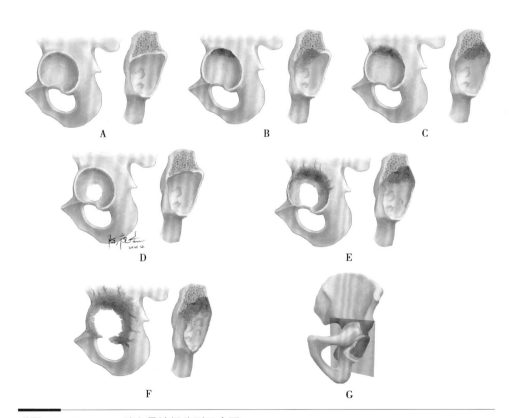

附图 1-1　Paprosky 髋臼骨缺损分型示意图

A. I 型;B. II A 型;C. II B 型;D. II C 型;E. III A 型;F. III B 型;G. 髋臼切面示意图。

参考文献

［1］PAPROSKY WG, PERONA PG, LAWRENCE JM. Acetabular defect classification and surgical reconstruction in revision arthroplasty. A 6-year follow-up evaluation [J]. J Arthroplasty, 1994, 9 (1): 33-44.

［2］PAPROSKY WG, ARIBINDI R. Hip replacement: treatment of femoral bone loss using distal bypass fixation [J]. Instr Course Lect, 2000, 49: 119-130.

附录 2　人工髋关节置换术后假体周围骨折的 Vancouver-UCS 分型

Duncan 等提出 Vancouver 分型,是人工髋关节置换术后股骨假体周围骨折目前临床应用最为广泛的分型。

Vancouver A 型骨折发生在股骨近端转子区域,分为大转子周围骨折(Vancouver AG)和小转子周围骨折(Vancouver AL)。

B 型骨折发生于假体周围或略低于股骨假体远端,为临床最常见的类型,根据假体固定程度与骨量分为 B1 型(假体固定良好)、B2 型(假体松动,骨量良好)和 B3 型(假体松动,伴有严重骨量丢失)。

Vancouver C 型骨折发生在股骨假体远端,假体通常稳定,没有明显骨量丢失。

随后,该分型的作者在 2014 年提出通用分型系统(unified classified system, 称 UCS 分型),与 Vancouver 分型原则几乎完全一致,加入了髋、膝假体间骨折作为 D 型(附表 2-1)。

附表 2-1　Vancouver-UCS 分型

Vancouver 分型	UCS 分型	定义	治疗
A		骨折发生在转子间	
	AG	A1	大转子骨折	可保守治疗;移位大则手术治疗
	AL	A2	小转子骨折	保守或手术治疗
B		骨折发生在假体周围或刚好在其尖端	
	B1	B1	假体固定良好	切开复位内固定;个别需要翻修
	B2	B2	假体松动,骨量良好	长柄翻修
	B3	B3	假体松动,伴随严重骨缺损	长柄翻修,并重建骨量
C		C	骨折发生在假体尖端以远	切开复位内固定
无		D	骨折发生在人工髋、膝关节之间	个性化治疗,复杂病例需定制特殊假体

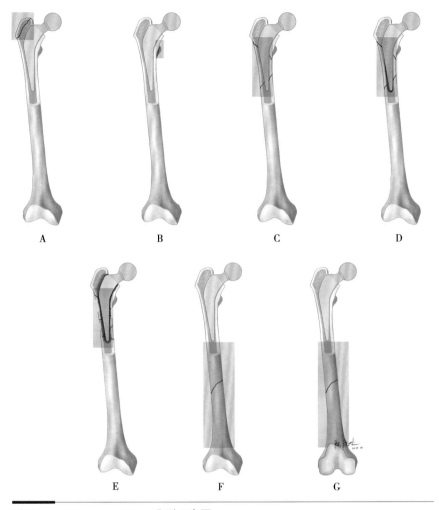

附图 2-1　Vancouver-UCS 分型示意图

A. AG（A1）型；B. AL（A2）型；C. B1 型；D. B2 型；E. B3 型；F. C 型；G. D 型。

附录 3　峡部成形术与沉管技术

一、峡部成型术

目前 Paprosky Ⅳ 型股骨骨缺损重建的主流是组配式锥形带脊远端固定钛柄，但是文献报道该方法术中骨折、假体下沉及应力遮挡等并发症高发。北京积水潭医院矫形骨科黄勇等人回顾性随访研究了本中心 182 例组配锥形带嵴钛柄在髋关节翻修术。股骨重建平均 6 年的随访结果中发现在Ⅳ型股骨骨缺损中假体下沉、术中骨折、术后应力遮挡、术后股骨近端骨溶解区新骨生成较差等并发症发生率较高，与既往文献报道相近。经分析发现这些并发症都与 Paprosky Ⅳ 型股骨骨缺损的患者股骨髓腔宽大，无明显上大下小的股骨干峡部用于锥形带脊钛柄的固定相关。手术中需要使用更粗更长的股骨柄通过与薄弱的皮质骨远端某个或某几个点卡住（通常是前方），获得初步稳定性。但是这种固定通常不够稳定、有效固定长度不足,导致术后柄下沉的风险也较高,甚至出现松动。股骨柄越粗,刚度越高,柄的应变量越少,与股骨髓腔的接触面积越少,越容易出现应力集中,从而术中骨折发生率更高。此外,更粗的股骨柄导致的应力集中也容易引起术后股骨假体周围骨折,导致应力遮挡等从而使本身薄弱的股骨更加薄弱,骨缺损更严重,强度进一步减弱,也给今后的重建手术带来困难。团队相关研究成果已经在骨科顶级期刊 JBJS Am 和关节外科专科杂志 JOA 上发表(附录 5)。

针对锥形柄在 Paprosky Ⅳ型股骨骨缺损的患者中因为缺乏股骨干峡部而导致远端有效固定长度不足的缺点,积水潭医院矫形骨科周一新等人创新性地提出峡部成型技术,来增加股骨柄的有效固定长度,从而增强股骨柄固定的初始稳定性。峡部成型术是在缺乏峡部的股骨干部制造一个峡部,做法是在股骨远端外侧皮质做长 4~7cm,宽约 1~1.5cm 的舌型截骨,通过多道钛缆捆绑 3D 打印楔形钢板使外侧皮质骨远端舌型截骨块陷入髓腔,形成髓腔直径近端大远端小的人造峡部,用于组配锥形带脊钛柄的固定,降低下沉甚至松动风险。同时避免了植入更粗的股骨柄,避免应力集中和应力遮挡,减少术中及术后骨折风险。金属块较长,近端超过青枝骨折位置,远端超过外侧截骨位置,钛缆捆绑结实后可桥接应力,降低医源性骨折的风险。

峡部成型术行股骨 Paprosky Ⅳ型骨缺损重建的示范病例见附图 3-1。

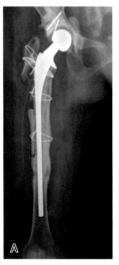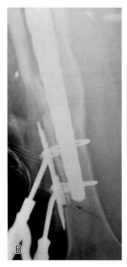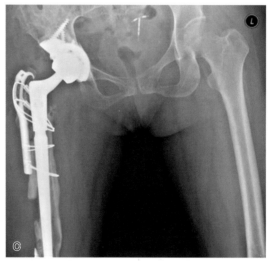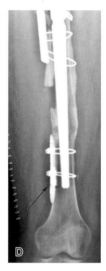

附图 3-1　峡部成型术行股骨 Paprosky Ⅳ型骨缺损重建的示范病例
51 岁,女性,术前右髋关节正位 X 线片(A)可见感染二期翻修 Spacer 术后,远端无峡部用于股骨柄固定。术中通过做峡部成型术,钛缆捆绑 3D 打印的楔形钢板使外侧皮质骨远端舌型截骨块被挤压陷入髓腔(B,红色箭头),形成人造的股骨峡部,增加股骨柄的有效固定长度,患者术后即刻左髋关节正位(C 和 D)X 线片显示股骨柄在远端人造峡部获得固定。

远期长条楔形的 3D 打印的多孔金属块可预期获得外侧皮质骨的骨长入(附图 3-2),从而获得长期的固定。患者术后半年随访时股骨柄稳定,无下沉,功能良好。

目前北京积水潭医院矫形骨科已经在 4 位患者采用此峡部成型理念进行Ⅳ型股骨骨缺损的重建,目前假体均稳定,患者功能良好。

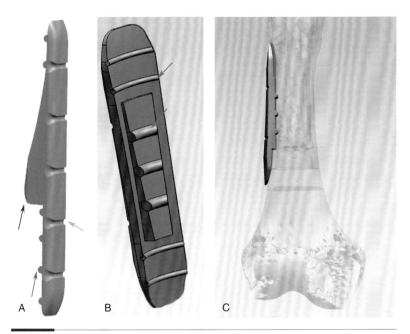

附图 3-2　远期长条楔形的 3D 打印的多孔金属块

A. 钛缆捆绑 3D 打印的楔形钢板,侧面观;B. 3D 打印的楔形钢板,内侧面观;
C. 在股骨远端外侧皮质做舌型截骨,通过多道钛缆捆绑 3D 打印楔形钢板,使
外侧皮质骨远端舌型截骨块陷入髓腔,形成髓腔直径近端大远端小的人造峡
部,便于组配锥形带脊钛柄的固定。

二、沉管技术

骨水泥固定仍然是人工髋关节置换术的一种有效方法,这种方法依赖骨水泥渗入松质骨骨小梁中形成微绞锁而获得固定。但是,在人工髋关节翻修术中Ⅳ型骨缺损股骨髓腔硬化,缺乏松质骨骨小梁,无法获得骨水泥绞锁固定。因此,有医生提出打压植骨技术,即在粗大的髓腔中打入异体松质骨,覆盖原硬化而光滑的骨质,从而形成一个新的更粗糙而斑驳的髓腔,然后采用现代的骨水泥技术,将高度抛光无领的双锥度柄植入到刚打压好的异体骨床中,依赖的骨水泥和松质骨绞锁获得固定,也有很多学者的随访结果显示打压植骨可以获得良好长期的疗效。但是打压植骨对技术要求高,同时比较耗时,骨吸收、术中骨折和假体下沉的并发症比例相对较高。为了获得骨水泥的微绞锁固定,同时避免打压植骨的缺点,北京积水潭医院矫形骨科周一新团队创新性地发明了沉管技术,即在宽大的股骨髓腔中,置入术前 3D 打印制作的具有骨长入潜能的多孔钛合金金属圈,这些多孔金属圈术前根据股骨髓腔大小定制。金属圈也可以设计成可扩张模式,即金属圈一侧有齿相互咬合,通过液压或者膨胀螺丝撑开后,齿之间相互咬合后金属圈无法回缩,这样其在髓腔内获得良好的压配固定。金属圈的多孔可以与骨水泥形成微绞锁,发挥了类似松质骨骨小梁的作用,通过骨水泥渗入多孔金属形成微绞锁将股骨柄固定于髓腔,多孔金属中间层密封,且与骨皮质紧密压配,确保水泥不会渗入多孔金属与骨质界面,不影响骨长入。在股骨近端的断端打入魔术帽样多孔金属圈,帽沿坐落在股骨皮质断端,有助于防止股骨柄下沉,魔术帽样多孔金属圈长期可获得骨长入固定。多孔金属圈除了能避免Ⅳ型骨缺损股骨因为髓腔皮质硬化光滑无法形成松质骨骨小梁与骨水泥

绞锁固定的缺点,还能增强骨皮质的强度,避免打压植骨的骨吸收和耗时长的缺点。

沉管技术示意图见附图 3-3。

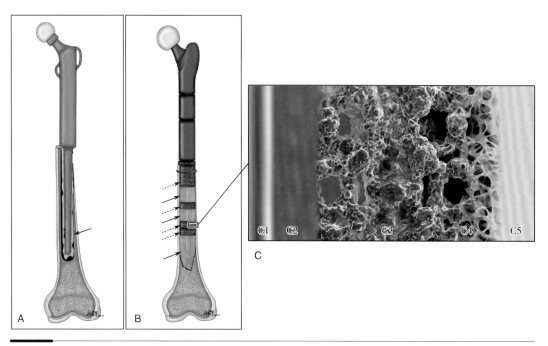

附图 3-3　沉管技术示意图
A. Ⅳ型骨缺损股骨髓腔硬化,缺乏松质骨骨小梁,无法获得骨水泥绞锁固定;B. 3D 打印制作的具有骨长入潜能的多孔钛合金金属圈;C.沉管技术界面示意图。C1 : 假体柄;C2 : 骨水泥;C3 : 多孔金属圈;C4 : 金属圈与骨皮质界面;C5 : 骨皮质。

临床实践中我们也已经在 6 位患者中采用此方法进行Ⅳ型股骨骨缺损的重建,目前假体均稳定,患者功能良好。

沉管技术应用在临床实际病例见附图 3-4。

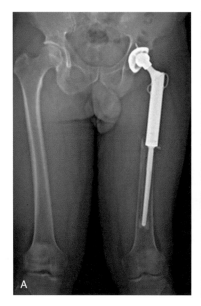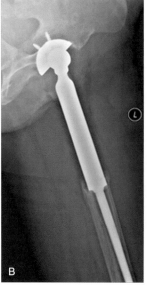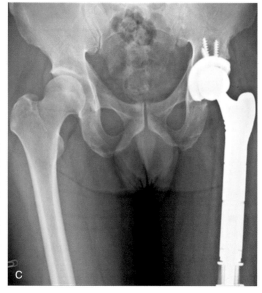

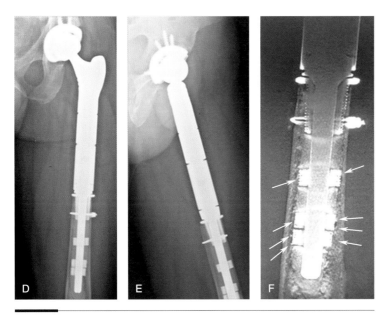

附图 3-4　沉管技术应用在临床实际病例

A 和 B. 术前正位 X 线片,针对骨肿瘤近段股骨置换后假体松动的患者,
患者仅剩远端部分股骨,无股骨峡部,髓腔宽大,呈倒喇叭型,采用 3D 打
印技术制作的多孔金属圈打入髓腔,再用骨水泥固定股骨柄;C~E. 术后
3 个月 X 线片;F. 断层造影显示多孔金属圈获得骨长入(白色箭头)。

附录 4　基于圈 - 点 - 柱理论的髋臼非水泥重建

In triangles we trust.

　　髋臼非水泥固定重建的初始稳定性来自"圈固定"或"三点固定",而髋臼的前、后柱尤其是后柱的完
整性对固定点的支撑能力有至关重要的决定作用。"三点固定"指接近臼缘部位的骨质,在存在缺损的前
提下,若有稳定的三点则仍可以为臼杯提供足够的初始稳定性;"圈固定"也可以被理解为利用若干个"三
点固定"形成的机械固定。臼底的重建旨在与来自臼缘的"圈固定"和"三点固定"形成内外方向上的若
干三角形,增加重建结构的稳定性。上述重建的理念被称为髋臼重建的圈 - 点 - 柱理论(附图 4-1)。当然
本文所属的圈、点、柱均非纯粹的几何定义,在几何上圈和点是没有面积的,本文的圈点,则是对一个相对

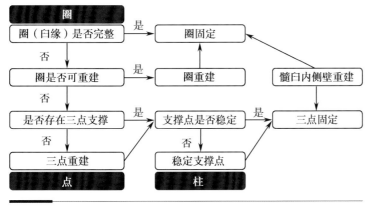

附图 4-1　髋臼重建的圈 - 点 - 柱理论流程图

小面积的骨性或金属结构的一种抽象。对"圈-点-柱"理论可以从以下几个方面加以理解。

一、圈固定

髋臼周缘完整时,半球形臼杯植入后会在赤道部位形成髋臼周缘对臼杯的回缩箍扼作用。这种箍扼作用提供了半球形臼杯的初始稳定性。在臼缘存在缺损的情况下,通过金属垫块重建臼缘的完整性,或者使用斜坡形状垫块张紧松弛的臼缘(圈)仍可获得上述臼缘对臼杯的箍扼作用。我们把这种臼杯稳定的重建方式称为:圈固定。

二、大杯——非水泥髋臼重建的基石

使用大杯(jumbo cup)可以解决多数术者在髋关节翻修中面临的髋臼侧重建问题,当然术者使用大杯重建技术的比例也取决于该术者面临髋臼骨缺损的严重程度和复杂性。使用 jumbo cup 的基本思路是朴素的,即在不进一步造成显著性丢失的前提下,将髋臼锉磨至较大的直径,从而增大外杯与骨床的接触面积,此间,更重要的是,在髋臼残留骨质范围内建立稳定的三点,使半球形外杯楔入此稳定的三点,形成稳定良好的"三点固定"。

临床实践中,术者也可上移旋转中心,锉磨上方骨质,以形成高中心髋臼换取初始稳定性和良好的假体——骨床接触。尽管高中心髋臼作为一种妥协和损失控制的手段,在临床实践中仍可部分接受,但决不应成为常规使用的方法,更不应成为重建术中努力的目标。高旋转中心的危害,已有诸多文献备述之,这里不再赘述。需强调的是,努力避免高中心髋臼的出现,是初次和翻修术中,术者须始终警惕的技术要点。

Jumbo cup 的使用显然是要以增加髋臼锉磨为前提的。在此,就有锉磨和保留骨量的取舍问题。一般而言,首先被锉磨和牺牲的骨量是前方骨质。尽管如此,如可能也应尽可能维持前方骨质的连续性,即使前方骨质菲薄,如其连续性存在是可以显著增加三点固定的稳定性的。另一保留前方骨质的好处,是避免多孔表面与前方软组织形成撞击而导致疼痛。当然即使前柱完全中断,术者仍可利用前上、后上与后下的骨质,形成有效"三点固定"。

三、臼杯的"三点固定"及点的重建

髋臼重建的"三点固定"即在髋臼非水泥重建术中,在半骨盆范围内(既往常用髋臼残留骨范围内来进行表述,但延伸固定技术的出现,使得利用髋臼外的骨质形成固定成为现实,非水泥髋臼的重建也自臼内拓展至臼外,乃至整个半骨盆)建立 3 个面积相对较小的稳定区域(点),使半球形外杯楔入这三点,形成臼杯假体的稳固固定(附图 4-2)。这三个点可以是骨性的,也可以是重建后的多孔金属所形成的。

选取髋臼的前上、后上、后下分别建立 3 个固定点是"三点固定"的主要模式,特殊情况下,如髋臼前柱中断,术者也可利用髋臼"前上、后上、后下"也可以提供三点固定,但由于耻骨骨量有限,耻骨枝细小,前下方点提供的支撑作用有限。前下、后下、后上三点固定不宜作为三点固定的首选模式。当然,前下点也是可以通过金属垫块(如莲花宝座型金属垫块)来加强支撑作用。

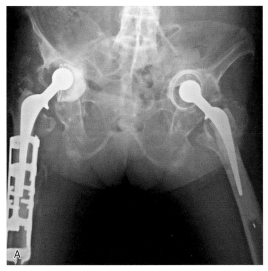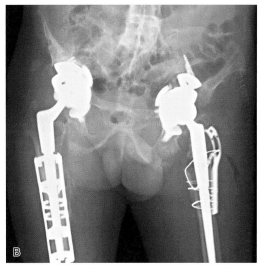

附图 4-2　臼杯"三点固定"临床案例
A. 翻修术前双髋关节正位;B. 翻修术后双髋关节正位(斜坡型金属垫块重建上方固定点,莲叶状金属补块重建下方固定点,盘状金属垫块重建髋臼内壁)。

　　臼杯的"三点固定"是依赖三点的支撑作用来实现的。这里经常使用的术语是点的支撑性(supportiveness)。点的支撑性有两层意思:①这个点的骨量是否可以提供足够有活力骨与臼杯表面的紧密贴合及该点的骨质是否提供足够的机械强度(由此不难理解,这里的点,并非几何学上的点,而是指面积相对较小的面)。②点与点之间是否静止稳定,如果点与点之间可以相互位移及晃动,即这些点是晃动点(shaking point),属于非支撑点,自然无法获得稳定的"三点固定"。

四、髋臼前后柱的重要性

　　无论如何,"三点固定"的三点分布于髋臼,或者说半骨盆的上下两部分,或者说髂骨段(iliac segment)和耻坐骨段(ischial-public segment)。如果连接上下两端的结构中断,则三点之间可以位移和晃动,无疑是非支撑点了。由此可见,髋臼的前后柱的重要性不言而喻,因为前后柱是连接髂骨段与耻坐骨段,也正是连接上下三点的结构。

　　前后柱之间只要有一个柱是连续的,则认为三点是稳定的。如果三点骨量足够则三点是可支撑的。尽管有一柱断裂后,髋臼由环形变成"C"形,需在最后臼锉的基础上适当给予更多压配,如 3~4mm 才能获得理想的初始稳定性。

　　相较于前柱而言,后柱的完整性更为重要。尽管在后柱断裂,前柱连续的情况下,上下三点仍是稳定的三点。但是,由于人类多数活动是在屈髋状态下完成的,屈髋运动使下肢借由股骨头颈向髋臼后方及后上方传递应力。使臼杯往后方产生位移。因此,完全罔顾后柱中断而不作处理,不是理想的做法。针对后柱中断的处理,当然有很多选择,但一般认为仅依赖既有"三点固定"是不够的。其中笔者常用的一个做法是利用扶拱型等非水泥垫块做延伸固定,利用扶拱型垫块的长度和表面积将非水泥固定的长度延伸至髂骨后处上方。扶拱型垫块的远端部分则沿骨性髋臼的后上部分向下延伸,为半球形臼杯提供支持。这种重建方法可以看作:①利用向上的延伸固定使髋臼后上的点变得支撑性更好,可以对抗更多指向后上的应力,防止髋臼杯在该矢量上产生位移。②扶拱型垫块的远端部分可以延伸至后柱上 1/3~1/2 的范围,可以看成是一种后柱的部分重建。这种部分重建的后柱当然可以对抗屈髋时指向后方的应力,也能在一定程度上提供前后方向上的夹持固定(pinch fixation)。

五、内壁的作用与重建

臼底或壁的作用在于提供外杯穹顶部位的固定防止臼杯内陷和偏转。是"圈固定"和"三点固定"的重要辅助和补充。

不难理解,如外杯的穹顶部位与臼底有很好的接触或骨整合,将极大程度上帮助髋臼周缘固定(Rim Fit 和三点固定均为周缘固定)的结构控制对抗臼杯倾斜旋转的扭矩。同时,由于内壁重建一般利用盘状垫块进行,其曲率半径显著大于臼杯本身,因此其余臼底骨质接触的表面积也远大于臼杯的穹顶部分,可以形成雪地靴效应(snow shoe effect),防止臼杯在负载后内移,也可以增大非水泥多孔金属表面与骨质的接触。

既往似乎对内壁的固定作用重视不够,对发育不良等较浅的髋臼甚至故意磨穿臼底来内移旋转中心和增加臼杯外上的骨性覆盖。由于臼杯完整性良好,这种内突(protrusion)技术确实可行。从笔者近年来施行内壁重建(medical wall reconstruction)的结果来看,确实可见多孔金属重建的内壁周围有骨的重塑与骨小梁的重排(附图 4-3)。据此可以确信内壁重建可作为"三点固定"及臼杯固定的有效补充。

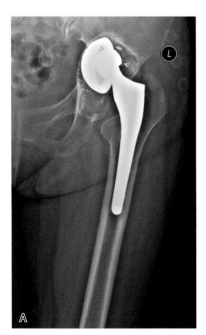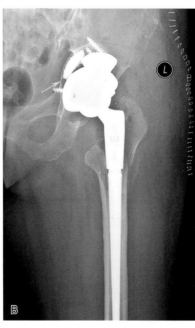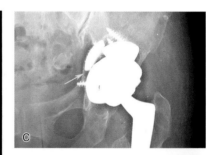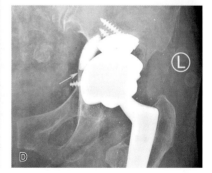

附图 4-3　多孔金属重建临床案例
A. 翻修术前左髋关节正位;B. 翻修术后左髋关节正位(盘状金属垫块重建髋臼内壁);C. 左髋关节翻修术后 3 个月(黄色箭头示盘状金属垫块周围骨长入);D. 左髋关节翻修术后 1 年(黄色箭头示盘状金属垫块周围骨长入,较前明显增加)。

综上，非水泥髋臼重建初始稳定性的获得依赖圈固定（rim fixation），或者三点固定（points fixation），髋臼的前后柱（columns）尤其是后柱的完整性是决定点是否具有支撑性（supportive）的重要依据，此之谓髋臼重建的 RPC 理论，内壁重建可以作为圈固定，或三点固定的补充固定。曾有数学家论述道："整个世界是建立在三角形之上的"，诚哉此言，髋臼的重建从几何的角度来看，也是利用三角形故有的稳定性，通过重建多个相互连接的三角形形成稳定的立体结构展开的。

参考文献

［1］周一新. 基于圈- 点- 柱理论的髋臼非骨水泥固定重建 [J]. 骨科临床与研究杂志, 2019, 4 (1): 1-2.

［2］BAOCHUN ZHOU, YIXIN ZHOU, DEJIN YANG, et al. The Utilization of Metal Augments Allows Better Biomechanical Reconstruction of the Hip in Revision Total Hip Arthroplasty With Severe Acetabular Defects: A Comparative Study [J]. J Arthroplasty; 2018, 33 (12): 3724-3733.

［3］BAGHDADI YM, LARSON AN, SIERRA RJ. Restoration of the hip center during THA performed for protrusio acetabuli is associated with better implant survival [J]. Clin Orthop Relat Res, 2013, 471 (10): 3251-3259.

［4］PAGNANO MW, HANSSEN AD, LEWALLEN DG, et al. The effect of superior placement of the acetabular component on the rate of loosening after total hip arthroplasty: Long-term results in patients who have Crowe Type-Ⅱ congenital dysplasia of the hip [J]. J Bone Joint Surg Am, 1996, 78 (7): 1004-1014.

［5］HAO TANG, BAOCHUN ZHOU, YONG HUANG, et al. Inferior extended fixation utilizing porous titanium augments improves primary anti-rotational stability of the acetabular component [J]. Clin Biomech, 2019, 70: 158-163.

［6］郭盛杰, 黄勇, 唐浩, 等. 钽金属骨小梁臼杯联合钽金属加强块重建 Paprosky Ⅲ型髋臼骨缺损的近期疗效 [J]. 中华骨科杂志, 2016, 36 (23): 1479-1486.

［7］黄勇, 周一新, 郭盛杰, 等. 钽金属骨小梁臼杯联合钽金属加强块重建髋臼严重骨缺损的临床研究 [J]. 中华关节外科杂志 (电子版), 2015, 9 (6): 732-739.

附录 5　团队在髋关节翻修领域发表学术论文汇总

［1］BAOCHUN ZHOU, YIXIN ZHOU, DEJIN YANG, et al. The Utilization of Metal Augments Allows Better Biomechanical Reconstruction of the Hip in Revision Total Hip Arthroplasty With Severe Acetabular Defects: A Comparative Study [J]. J Arthroplasty, 2018, 33 (12): 3724-3733.

［2］BIAN T, SHAO H, ZHOU Y, et al. Tests for predicting reimplantation success of two-stage revision for periprosthetic joint infection: A systematic review and meta-analysis [J]. Orthop Traumatol Surg Res, 2018, 104 (7): 1115-1123.

［3］ZHENG H, GU H, SHAO H, et al. Treatment and outcomes of Vancouver type B periprosthetic femoral fractures [J]. Bone Joint J, 2020, 102-B (3): 293-300.

［4］HUANG Y, SHAO H, ZHOU Y, et al. Femoral Bone Remodeling in Revision Total Hip Arthroplasty with Use of Modular Compared with Monoblock Tapered Fluted Titanium Stems: The Role of Stem Length and Stiffness [J]. J Bone Joint Surg Am, 2019, 101 (6): 531-538.

［5］YIN X, ZHOU Y, TANG Q, et al. Screw-hole clusters in acetabular cups a morphological study of optimal positioning of screw-holes [J]. Hip Int, 2017, 27 (4): 382-388.

［6］YONG DOU, YIXIN ZHOU, QIHENG TANG, et al. Leg-Length Discrepancy After Revision Hip Arthroplasty: Are Modular Stems Superior？ [J]. J Arthroplasty, 2013, 28: 676–679.

［7］YONG HUANG, YIXIN ZHOU, HONGYI SHAO, et al. What Is the Difference Between Modular and Nonmodular Tapered Fluted Titanium Stems in Revision Total Hip Arthroplasty [J]. J Arthroplasty, 2017 (32): 3108-3113.

［8］TANG H, ZHOU B, HUANG Y, et al. Inferior extended fixation utilizing porous titanium augments improves primary anti-rotational stability of the acetabular component [J]. Clin Biomech (Bristol, Avon), 2019, 70: 158.

［9］周一新. 基于圈- 点- 柱理论的髋臼非骨水泥固定重建 [J]. 骨科临床与研究杂志, 2019, 4 (1): 1-2.

［10］窦勇, 周一新, 褚亚明, 等. 非骨水泥股骨假体翻修时术中骨折的相关原因分析 [J]. 中国矫形外科杂志, 2012, 20 (19): 1749-1753.

［11］顾建明, 冯啸, 宫丽华, 等. 人工全髋关节翻修术患者血清钴铬离子浓度与局部组织病理变化的关系 [J]. 骨科临床与研究杂志, 2019, 4 (1): 9-14.

［12］顾建明, 黄勇, 杜辉, 等. 重建组配股骨假体在髋关节翻修术中的应用 [J]. 中华骨科杂志, 2017, 37 (23): 1458-1465.

［13］郭盛杰, 黄勇, 唐浩, 等. 钽金属骨小梁臼杯联合钽金属加强块重建 Paprosky Ⅲ型髋臼骨缺损的近期疗效 [J]. 中华骨科杂志, 2016, 36 (23): 1479-1486.

［14］黄勇, 周一新, 郭盛杰. 钽金属骨小梁臼杯联合钽金属加强块重建髋臼严重骨缺损的临床研究 [J]. 中华关节外科杂志 (电子版), 2015, 9 (6): 732-739.

［15］李为, 周一新, 吴坚, 等. 骨小梁金属臼杯在金属- 骨界面间隙再填充的影像学评价 [J]. 中华外科杂志, 2009, 47 (4): 297-300.

［16］张理昂, 周一新. 关节置换术后感染的诊断与治疗进展 [J]. 中华骨科杂志, 2009, 29 (2): 164-167.

［17］张理昂, 周一新, 李玉军, 等. 髋关节置换术后假体周围感染的治疗 [J]. 中华骨科杂志, 2009, 29 (10): 924-928.

［18］张亮, 周一新, 周新华, 等. 髋关节翻修术失败原因分析 [J]. 中华外科杂志, 2009, 47 (3): 164-167.

［19］郑汉龙, 黄勇, 邵宏翊, 等. 生物型组配式股骨柄在 Vancouver B2、B3 型股骨假体周围骨折关节翻修术中的应用 [J]. 中华骨科杂志, 2017, 37 (15): 914-920.

［20］周报春, 周一新. 定制三翼臼杯在复杂人工髋关节翻修术中的应用 [J]. 骨科临床与研究杂志, 2019, 4 (1): 18-21.

［21］黄德勇, 张亮, 蒋毅, 等. 钽金属骨小梁臼杯结合同种异体骨植骨治疗髋关节翻修术中严重骨缺损 [J]. 中国矫形外科杂志, 2016, 24 (12): 1057-1061.

［22］黄德勇, 张洪, 周乙雄, 等. 抗生素骨水泥间隔物在全髋关节置换术后感染 Ⅱ期翻修术中的应用 [J]. 中华创伤杂志, 2007, 23 (6): 403-406.

［23］李玉军, 黄德勇, 张洪, 等. 骨水泥间隔物在人工髋关节置换术后感染翻修术中的应用 [J]. 中华骨科杂志, 2009, 29 (8): 749-753.

［24］邵宏翊, 宋洋, 边涛, 等. 二期翻修治疗髋关节假体周围感染 [J]. 中国矫形外科杂志, 2018, 26 (17): 1544-1548.

跋

还曾记得数年前在费城学习的时候，在本杰明·富兰克林大道上，有这么一句英文被雕刻在石板上放置在路边："If you want somebody remember you, do something worth writing or write something worth reading.（若想被铭记，做值得写下的事，或写值得阅读的文字。）"。每每路过此地，总想着作为一名北京积水潭医院的矫形骨科医师，是不是需要做点什么，写点什么，让我们的工作得以传承、传播。

时间转瞬而逝，我来北京积水潭医院骨科工作近二十年，从一名懵懂的住院医师成长为可以独立工作的医师。其间是无数对我们极度信任的患者提供了丰富的临床资料，也是各位前辈、同道甚至是国际友人一点一滴的谆谆教诲，更是我的老师周一新教授在临床上带领我们一起摸爬滚打，不断开拓创新。

众所周知，人工髋关节置换手术在国内开展已经将近半个世纪，发展也逐步成熟起来并得到普及。但是随着人工髋关节置换术的普及，人工髋关节翻修手术也呈逐年增长的趋势。而人工髋关节翻修术相对于初次髋关节置换术来说技术要求更高，手术难度更大，同时往往需要各个科室、团队中各个成员相互配合，共同完成。

精准的诊断、细致周密的手术方案、手术中团队成员良好的配合是髋关节翻修手术成功的关键。一个假体松动的病例可能是非感染也可能合并感染，两种情况的治疗选择截然不同，如何精准地诊断对于医师制订手术方案至关重要。需要进行髋关节翻修的患者术前 C 反应蛋白升高，如何判断患者是否存在感染？如何鉴别诊断感染与金属离子病？这些情况往往也是大家困惑的地方，希望通过本书罗列的病例以及病例后的讨论，对大家感兴趣的话题稍作总结。髋关节翻修术往往合并巨大的骨缺损，这也是临床手术操作的难点，亦是骨科医师每每在会议上讨论和关注的热点。周一新教授通过多年的实践，提出了髋臼侧的"圈-点-柱"理论，股骨侧的"有效固定长度"理论对于各型骨缺损病例都有着极具临床意义的帮助。本书中有相当一部分病例阐述了上述理论的实际运用。通过以上理论，指导了我们日常的手术工作，希望对骨科医师也有所帮助。诚然，部分病例并不是很常见，但作为北京积水潭医院的关节外科医师，也希望通过病例的展示，让大家了解髋关节翻修术的诊断与治疗流程，甚至是如何预防髋关节置换术后失败。希望本书的出版，为大家能够提供一点点信息与帮助。本书编写过程中难免有不妥之处，也希望大家批评指正。

北京积水潭医院　邵宏翊

2022 年 1 月 1 日